Was sind potenzierte Heilmittel?

Praxis Anthroposophie – die Taschenbuchreihe für Vorausdenkende: Heute sind Ideen gefragt, die nicht nur das Bestehende erfassen, wie es ist, sondern es vorausdenkend weiterentwickeln. *Praxis Anthroposophie* stellt solche Ideen vor – individuelle Entwürfe, die durch den Gestaltungswillen ihrer Autoren geprägt sind. *Praxis Anthroposophie* sucht das Gespräch, die offene Form, in der sich die geistigen Strömungen unserer Zeit begegnen.

Über das Buch: Dieser Band bietet für medizinisch interessierte Laien, aber auch für Mediziner Informationen und einführende Darstellungen zu Herstellung und Wirkensweise der potenzierten Heilmittel. Zugleich gibt er damit einen Einblick in die Grundlagen des anthroposophischen Natur- und Menschenverständnisses.

Über die Autoren:
Willem Frans Daems, geb. 1911, Dr. phil., Apotheker (Amsterdam), Medizin- und Pharmaziehistoriker (Leiden). Wissenschaftlicher Mitarbeiter der Weleda-AG, Arlesheim/Schweiz.
Jürg Himmelsbach, geb. 1938, System-Analytiker und EDV-Spezialist. Apotheker (Pharmaziestudium in Basel). Apothekenverwalter. Seit 1988 wissenschaftlicher Mitarbeiter der Weleda-AG, Arlesheim/Schweiz.
Ernst Marti, Dr. med., ist 1985 im Alter von 82 Jahren gestorben. Er war praktischer Arzt in Basel und hat sich mehr als fünfzig Jahre lang für die Belange der anthroposophischen Medizin eingesetzt.
Fritz Spielberger, geb. 1937, Dr. med., Arzt und Apotheker. Promotion über Lungenkrankheiten, mehrere Jahre in der Arzneimittelforschung tätig. Seit 20 Jahren selbständig praktizierender Arzt, wissenschaftlicher Leiter eines Blutkristallisationslabors.
Johannes Zwiauer, geb. 1922, Dr. rer. nat., Chemiker. Seit 1953 wissenschaftlicher Mitarbeiter und Betriebsleiter der Weleda-AG Wien. 1991 übernahm er die Leitung des Kontroll-Labors der Weleda Wien.

Was sind potenzierte Heilmittel?

Zum Verständnis
der homöopathischen
und anthroposophischen Medizin

Herausgegeben von
Willem F. Daems

Mit Beiträgen von Willem F. Daems,
Ernst Marti, Johannes Zwiauer,
Fritz Spielberger und Jürg Himmelsbach

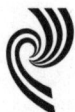

VERLAG FREIES GEISTESLEBEN

Die Beiträge von Willem F. Daems
«Die Entwicklung des Potenzierverfahrens»
und von Ernst Marti «Vom Wesen des Potenzierens»
erschienen in leicht veränderter Form
bereits in dem Buch *Potenzierte Heilmittel,*
hrsg. von Viktor Itschner, Stuttgart 1972.

Die Deutsche Bibliothek – CIP-Einheitsaufnahme

Was sind potenzierte Heilmittel? :
Zum Verständnis der homöopathischen und anthroposophischen Medizin /
hrsg. von Willem F. Daems. Mit Beitr. von Willem F. Daems ... –
Stuttgart : Verlag Freies Geistesleben, 1993
(Praxis Anthroposophie ; 23)

ISBN 3-7725-1223-2

NE: Daems, Willem F. [Hrsg.]; GT

© 1993 Verlag Freies Geistesleben GmbH, Stuttgart
Umschlag: Walter Schneider, unter Verwendung des Bildes
«Grün-Rot-Kristallisation» von Karo Bergmann
Druck: Clausen & Bosse, Leck

Inhalt

Vorwort

Als vor nunmehr zweiundzwanzig Jahren Viktor Itschner im Verlag Freies Geistesleben den Band *Potenzierte Heilmittel* herausgab, konnte mit einem wachsenden Interesse an nicht-naturwissenschaftlich begründeten Therapieverfahren – meist unter dem Begriff «Naturheilkunde» zusammengefaßt – gerechnet werden. Trotz der damals bereits sehr rührigen grün-alternativen Bewegung war die gesundheitspolitische Situation noch einigermaßen durchsichtig.

Inzwischen haben sich aber die «alternativen Therapieverfahren» wie Pilze entwickelt: Heute gibt es derer zwischen achtzig und hundert, von Akupunktur über Bachblütentherapie bis zur Zelltherapie. Kein Wunder, daß sich bei dieser Entwicklung ein skeptisch-ablehnendes Unbehagen bei den Gesundheitsbehörden breitgemacht hat. Nahezu sämtliche Richtungen der «Naturheilkunde» und sogenannten «Ganzheitsmedizin» streben nach offizieller Anerkennung. Damit wurde das Thema «Naturheilmittel» zu einem brisanten Politikum.

Kernpunkt in dem Kampf um die Therapiefreiheit und um die Arzneimittel der alternativen Medizin ist das potenzierte Heilmittel. Damit ist in erster Linie die Homöopathie betroffen, dann aber auch die anthroposophisch orientierte Medizin, weil dort der Einsatz potenzierter Heilmittel einen wesentlichen Teil der medikamentösen Therapie ausmacht.

Abgesehen von einer Bewertung der bald einhundert «naturheilkundlichen» Therapieverfahren – «wer heilt, hat recht», heißt es dann oft – ist der Streit um Wirkung und Wirksamkeit potenzierter Arzneistoffe ein Dauerbrenner, von Hahnemanns zeitgenössischen Gegnern angefangen bis heute. Hier scheiden sich nämlich die Geister.

Die Argumente der Gegner änderten und ändern sich nicht wesentlich, weil sie nur mit naturwissenschaftlichen Meßwerten operieren – operieren müssen, kraft ihrer materialistisch-naturwissenschaftlich einseitigen Grundhaltung. Da fruchten auch sämtliche Hinweise auf gesicherte, jedem Physiker heute bekannte mächtige Wirkungen unvorstellbar kleinster Stoffmengen nichts. Der Biologe weiß – um nur ein Beispiel zu erwähnen – um die absolut gesicherte Wirkung von Schmetterlingslockstoffen. Diese Wirkung liegt im Bereich eines Arzneimittels der Potenzstufe D 20, und das heißt, daß auch zumindest eine Wirkung von Arnica D 20 denkbar wird. Dennoch: Daß Arnica D 20 dann auch für den Menschen eine bestimmte Heilwirkung hat, kann auf dieser Ebene des Rechnens nicht bewiesen werden.

Auch hilft es nicht weiter, wenn man auf die für die Homöopathie positiven Ergebnisse eines Doppelblindversuches an der Universität Glasgow (1986) hinweist, selbst wenn die Arbeit in der renommierten medizinischen Fachzeitschrift *Lancet* veröffentlicht wurde. Ebenso wurde die Studie von Benveniste (1988), die einen wissenschaftlich gut fundierten Nachweis für die Wirkung hochpotenzierter Arzneimittel erbrachte und über Fachkreise hinaus für Aufsehen gesorgt hat – der Beitrag von Jürg Himmelsbach in diesem Band geht darauf ein –, bereits kurz nach ihrem Erscheinen heftig bekämpft. Ihre Gegner stürzten sich auf die Untersuchung, um nachzuweisen, daß die sogenannte Potenzwirkung auf einem Irrtum beruht.

Wie Umfragen immer wieder bestätigen, hat die Zahl derjenigen, die eine Behandlung mit Naturheilmitteln vorziehen, enorm zugenommen. Etwa parallel dazu stieg die Zahl der Ärzte, besonders aber der nicht akademisch ausgebildeten Therapeuten jeglicher Art stark an, so daß bei Naturheilverfahren insgesamt von einem politisch wirksamen Faktor gesprochen werden kann.

Die anthroposophisch orientierte Medizin, die ausschließlich von akademischen Ärzten ausgeübt wird, versteht sich als eine Erweiterung der Heilkunst auf Grundlage anthroposophischer Erkenntnis. Dadurch ist sie de facto für die alternative Heilkunde wie für den

Bereich der sogenannten Schulmedizin eine Außenseiterbewegung.

Ihre Bemühungen um die Therapiefreiheit, um ihre Heilmittel – vor allem die potenzierten Heilmittel – und deren Kostenerstattung durch die Krankenversicherungen erfordern einen dauernden Einsatz. Dieser Einsatz wird von Organisationen anthroposophischer Ärzte und von solchen der Patienten in vorbildlicher Zusammenarbeit geleistet.

In dieser momentanen Situation – so glauben wir – ist eine erneute Information über den Ursprung, die Herstellungsverfahren und die Anwendung potenzierter (dynamisierter) Substanzen notwendig.

Was sind eigentlich potenzierte Heilmittel? Wie werden sie hergestellt, und welche eigenen Ansätze hat die anthroposophisch orientierte Medizin zur Entwicklung der potenzierten Arzneimittel beigetragen? Wie ist das immer wieder diskutierte Problem zu lösen, daß in Potenzen über D 24 kein Molekül der Ausgangssubstanz mehr da ist? Und wie läßt sich dennoch die eindeutige Wirksamkeit sogar von Hochpotenzen erklären?

Solche und weitere Fragen stellt heute der «mündige Patient», und es ist sein Recht, darauf Antworten und Verständnishilfen zur eigenen Urteilsbildung zu erhalten. Diesem Bedürfnis möchten die Beiträge der vorliegenden Schrift entgegenkommen. Sie wenden sich daher nicht nur an den Schulmediziner, der sich über Homöopathie und speziell über anthroposophisch orientierte Medizin orientieren will, sondern auch an den medizinisch interessierten Laien.

In der Form, wie die Autoren und der Verlag diese Information nun anbieten, ist sie keine Wiederholung des Werkes aus dem Jahre 1972, also keine zweite Auflage, sondern eine wesentlich überarbeitete und erweiterte Ausgabe.

Der Herausgeber stellt in seinem Beitrag nicht nur Entstehung und Entwicklung der Herstellungsverfahren für potenzierte Substanzen dar, sondern berücksichtigt auch die durch das Erscheinen des ersten offiziellen (gesetzlich gültigen) Deutschen Homöopathischen Arzneibuches entstandenen Neuerungen.

Der Beitrag des anthroposophischen Arztes Ernst Marti (gest. 1985) gibt Einsicht in das «Wesen des Potenzierens».

Wesen und Erscheinung (Phänomen) gehören zusammen, deshalb lassen wir hier einen neu verfaßten Beitrag von Johannes Zwiauer, «Zur Phänomenologie des Potenzierens», folgen.

Die Aufgabe, über eigene ärztliche Erfahrungen mit der Anwendung von potenzierten Heilmitteln zu berichten, übernahm Fritz Spielberger von dem 1990 verstorbenen anthroposophischen Arzt Heribert Kaufmann.

Für den Bereich der Potenzforschung stellt Jürg Himmelsbach eine chronologische Übersicht diesbezüglicher Studien zusammen: Sie reicht von 1920 bis 1991 und umfaßt somit auch die umstrittene Studie von Benveniste.

Die Autoren hoffen, dadurch zu einem Verständnis potenzierter Heilmittel und damit zugleich der anthroposophisch erweiterten Medizin beizutragen.

Arlesheim, 1993   *Willem F. Daems*

WILLEM F. DAEMS

Die Entwicklung
des Potenzierverfahrens

1. Einführung

Der Tag, an dem der 55jährige Samuel Hahnemann (1755 – 1843) sein Werk *Organon der rationellen Heilkunde*[1] von der Druckerei in Empfang nehmen durfte, kann gewissermaßen als «Tag der offenen Tür des Homöopathie-Hauses» betrachtet werden. Nach dieser ersten Ausgabe von 1810 folgten noch fünf weitere – die letzte hatte er 1842 selbst noch überarbeitet –, mit kleineren Verbesserungen und Ergänzungen.

Die Grundpfeiler der Homöopathie Hahnemanns blieben dabei unverändert, und sie sind es heute noch:

1. das «Simile-Prinzip»,
2. das Krankheitsbild,
3. das Arzneimittelbild,
4. die Potenzierung (Dynamisierung) von arzneilichen Substanzen.

Simile-Prinzip ist die Kurzbezeichnung für Hahnemanns Therapiekonzept: *similia similibus curentur* – Ähnliches soll mit Ähnlichem geheilt werden. Es ist dies eine bis an den Anfang der antiken hippokratischen Medizin – sogar bis in die Zeit der griechischen Mythologie – zurückreichende Anschauung. Sie steht in Kontrast zur Auffassung – die ebenfalls seit der hippokratischen Medizin existiert –, daß Krankheitserscheinungen mit gegenteiligen Prozessen behandelt werden müssen: *contraria contrariis curentur,* z. B. Fieber und andere hitzige Krankheiten mit Kälte, mit abkühlenden Mitteln usw. Hahnemann machte das Simile-Prinzip zur Grundlage seiner Homöotherapie: «Man ahme die Natur

11

nach, welche zuweilen eine chronische Krankheit durch eine andere hinzukommende heilt, und wende in der zu heilenden (vorzüglich chronischen) Krankheit dasjenige Arzneimittel an, welches eine andere, möglichst ähnliche, künstliche Krankheit zu erzeugen im Stande ist, und jene wird geheilt werden; Similia similibus.» Dies ist nur eine der Formulierungen Hahnemanns zu diesem Grundprinzip.

Das *Krankheitsbild* erstellt der homöopathische Arzt durch ausführlichste Befragung: Familienanamnese, Eigenanamnese, Krankheitsanamnese, Symptomen-Komplex (Syndrom), eventuelle klinische Diagnose und eventuelle Laboruntersuchungen.

Das *Arzneimittelbild* (AMB), in Repertorien zusammengefaßt, gehört zum wichtigsten Arbeitsmaterial des Homöotherapeuten. Ein AMB wird erstellt aus den Symptomen, die *gesunde* Versuchspersonen für sich registrieren, wenn ihnen die zu untersuchende Arzneisubstanz in üblichen, nur etwas abgemilderten Dosen verabreicht wird.

Die Therapie hat Hahnemann mit üblichen Dosierungen begonnen. Im Laufe der Zeit ging er zu immer kleineren Dosen über, bis er schließlich das Verfahren zur Stoffverdünnung unter gleichzeitiger Entwicklung der «inneren, geistartigen Heilkräfte» und deren Aufnahme an ein flüssiges oder festes Trägermedium in dem *Organon* veröffentlichen konnte. Dieses Verfahren heißt *Potenzieren* oder *Dynamisieren*, vom lateinischen *potentia*, griechischen *dynamis*, die Kraft.

Wenn nun der Laie – mag er noch so gebildet sein – nicht weiß, was unter Arnica D 3 oder D 30, Tropfen oder Injektionsflüssigkeit, unter Carbo D 6 oder D 12, Pulver oder Ampullen zur subkutanen Injektion, zu verstehen ist, so braucht er deswegen kein Minderwertigkeitsgefühl zu haben; es gibt sogar – wie Stichproben zeigen – Ärzte und Apotheker, die sich dabei kaum etwas vorstellen können.

Deshalb stellen wir diese *Kurzinformation* über die Prinzipien der Homöopathie den nachfolgenden historischen Betrachtungen voran.

Die *Herstellungsverfahren* für potenzierte Heilmittel der anthroposophischen Medizin und der Homöopathie sind heute gesetzlich verankert im *Homöopathischen Arzneibuch* (HAB), das am 1. April 1978 in Kraft trat und bis 1985 mit vier Nachträgen ergänzt wurde (siehe dazu S. 36).

Das HAB legt fest: Zur Potenzierung wird nach der jeweiligen Vorschrift verdünnt und jedesmal mindestens zehnmal kräftig geschüttelt. Für jede Verdünnung muß ein eigenes Gefäß benutzt werden (Mehrglasmethode). Feste Verdünnungen – meist für in Wasser oder Wasser/Alkohol-Mischungen unlösliche Stoffe – werden mit Milchzucker mit der Hand oder mit Maschinen zum erforderlichen Zerkleinerungsgrad verrieben.

Hahnemann hat Centesimalpotenzen (C 10, C 200 usw.), das heißt eine jeweilige Potenzierung der Substanz im Verhältnis von 1 : 100, eingeführt; erst im hohen Lebensalter (etwa seit 1832) führten seine Schüler Hering und Vehsemeyer auch Dezimalpotenzen (D 10, D 20, D 60 usw.), also eine jeweilige Potenzierung von 1 : 10, ein. Die Centesimalpotenzen sind auch heute noch die Mittel der klassischen Homöopathie (vor allem in Frankreich); die anthroposophische Medizin verwendet ausschließlich Dezimalpotenzen (nur bis D 30, von sehr wenigen Ausnahmen abgesehen).

2. Das Verfahren der Potenzierung bei Hahnemann

Die verschiedenen, heute angewendeten Verfahren für die Herstellung von flüssigen und festen potenzierten Heilmitteln aus Arzneirohstoffen unterscheiden sich nur unwesentlich. Sie gehen in ihrem Prinzip alle auf Samuel Hahnemann, den Begründer der Homöopathie, zurück.

Hahnemann war davon überzeugt, daß die Methode der Potenzierung von Arzneirohstoffen zu Heilmitteln seine originelle Geistestat war: «Die homöopathische Heilkunst entwickelt zu ihrem besonderen Behufe die innern, geistartigen Arzneikräfte der rohen

13

Substanzen, mittels einer ihr eigenthümlichen, *bis zu meiner Zeit unversuchten Behandlung,* zu einem, *früher unerhörten Grade*» (Hervorhebung nachträglich, W. D.).

Nun erschien im Jahre 1771 ein Werk mit dem Titel *Der Hermetische Nordstern*[2], in dem die Idee der Kräftevermehrung durch Verdünnung in *Zehnerstufen* («Drehung») niedergelegt ist. Die betreffende Stelle lautet: «[…] und so oft ihr also die Drehung wiederholet, welche ihr nicht von Neuem anfangen dörfet, sondern nur mit dem Schlüssel Davids aufschliessen und zuschliessen, oder auflösen und binden oder coagulieren: so setzet ihr ihm allezeit eine 0 oder 10 seiner Kraft zu, so ihr, da ihr es das erstemal durch seine drey Zeiten auf 1000 gebracht habet, das zweytemal 10 000, das drittemal 100 000, das viertemal 1 000 000 und so fort bis auf Millionen, Trillionen, Quatrillionen und so weiter ohne Ende bringen und vermehren könnet: (darzu immer in kürzerer Zeit, bis endlich auf drey Täg) auf Art eines Waitzen-Korns, aus welchem einen kleinen Korn, mit der Zeit doch die ganze Welt besäet werden könnte».

Hahnemanns Biographen heben seine große Belesenheit hervor, so daß Walther Cloos – der auch auf die Stelle aus dem *Nordstern* hingewiesen hat – mit Recht sein Erstaunen darüber ausdrückt, daß Hahnemann diese Literatur nicht gekannt haben soll.[3]

Die Quellenforschung führte zum sogenannten *Goldenen Traktat* des Hermes Trismegistos, in der ältest greifbaren Veröffentlichung von 1566[4] bezeichnet als *Tractatus aureus (Hermetis Trismegisti) de Lapidis Philosophici Secreto in septem capitula divisus.* Im dritten Kapitel dieses Urtextes lautet eine Aussage (Leitsatz) des Hermes: *Tunc elementa mortua vivificantur: & corpora composita tingunt & alterantur, & mira opera permanentia operantur, ut inquit Philosophus.* («Die toten Elemente leben wieder auf: die zusammengesetzten Körper tingieren und werden geändert, und durch einen wundervollen Prozeß werden sie dauernd, führt der Philosoph [= Alchemist] aus.») Der Prozeß als Zehnerstufung erscheint jedoch erst in der kommentierten Ausgabe von 1610.[5] Da heißt es zur Aussage des Hermes (hier gleich übersetzt): «Das Haus, so sagt Paracelsus [dieser war also mit «Philosophus» gemeint], bleibt an sich tot, lediglich seine Bewohner leben [...]», und weiter die wichtige Stelle: «Und dies ist die Eigenschaft unserer Arznei, in der die Körper gebracht worden sind, daß ein Teil davon zehn Teilen der unvollkommenen Körper tingiert, dann hundert, drittens tausend, viertens zehntausend, und so ins Unendliche fortschreitend.» Der *Tractatus aureus* geht auf eine arabische Vorlage aus der Zeit des islamischen, esoterischen Alchemisten Gabir ibn Hayyan (9. Jahrhundert) zurück.

In alchemistischen Traktaten des 14. und 15. Jahrhunderts findet sich noch der Hinweis, daß deshalb in Zehnerstufen multipliziert wird, weil zehn die vollkommene Zahl sei.

Eveline Steinbichler hat die Geschichte der homöopathischen Arzneibereitungslehre in Deutschland bis 1872 geschrieben.[6] Davon werden wir dankbar Gebrauch machen, die Akzente jedoch hier und da anders legen, überdies gerade auch auf die Entwicklung in unserer Zeit noch eingehen.

Hahnemann soll die Schriften des Paracelsus und der sogenannten Paracelsisten nicht gekannt haben. Unschwer können aber aus den Schriften des Paracelsus und aus Hahnemanns *Organon* die für unser Thema zutreffenden Zitate nebeneinandergestellt werden, um zu zeigen, wie stark – bis in die Wortformulierungen – die Verwandtschaft ist. Oosterhuis hat sich mit diesem Problem ausführlich beschäftigt,[7] so daß wir uns hier mit einigen Zitaten begnügen wollen. In seinem *Manuale de lapide philosophico medicinali* äußert sich Paracelsus zu der Anwendung kleinster Dosen in folgender Weise:[8] «Ferner aber solche medicin zu gebrauchen und von dem gewicht der selbigen zu schreiben, wil auch von nöten sein. Magst der halben wissen, was die dosis solcher medizin so klein und gering ist, das fast ungleublich und nur in wein oder anderm liquore genommen werden muss, doch in der aller kleinsten quantitet umb seiner himlischen kraft, tugent und sterk willen.»

Selbstverständlich hängt die Entwicklung der Anwendung (und auch Herstellung) von Arzneien in Minimaldosen mit der Ausarbeitung des auch schon bekannten *Similia similibus curentur*, des

Urprinzips der Homöopathie, zusammen. Das Simile-Prinzip findet bei Hahnemann seine erste Formulierung 1790,[9] als er den historischen Selbstversuch mit Chinarinde machte. Im Jahre 1796 veröffentlichte er seine neue Heilmethode zum erstenmal,[10] und erst fünf Jahre später findet sich der allererste Keim der Anwendung von stark verdünnten alkoholischen Lösungen von Pflanzensäften. Für die Behandlung von Scharlachfieber nimmt Hahnemann Mohnsaft als Tinktur, 1 Teil roher Mohnsaft in 20 Teilen verdünntem Alkohol.[11] Von dieser Tinktur ließ er einen Tropfen mit 500 Tropfen stark verdünntem Alkohol «innig mischen», von dieser Mischung wiederum einen Tropfen mit 500 Tropfen stark verdünntem Alkohol «sorgfältig durcheinander schütteln». Und von diesem Heilmittel, von dem also – wie er gleich errechnet – jeder Tropfen einem «Fünfmillionstel eines Grans Mohnsaft» entspricht, gab er einem vierjährigen Kinde einen, einem zehnjährigen Kinde zwei Tropfen. Ein zweites (nicht *das* zweite) Beispiel für die Dynamisierung von konzentrierten, stark wirksamen Pflanzenextrakten beschrieb Hahnemann in derselben Schrift:[12] Aus einem Belladonna-«Dicksaft» läßt er zunächst den Alkohol abdunsten, verreibt dann ein Gran (Gewichtsmaß von etwa 60 Milligramm) des Rückstandes mit 100 Tropfen destilliertem Wasser in einem kleinen Mörser, schüttelt die Suspension in ein «Unzenglas», spült mit 300 Teilen verdünntem Alkohol (5 Teile Wasser + 1 Teil rektifizierter Weingeist) nach. Das ist die «starke Belladonna-Auflösung». Davon verdünnt er 1 Tropfen mit 300 Tropfen «gewässerten Weingeistes» und *schüttelt minutenlang*. Das ist die «mittlere Belladonna-Auflösung». Dann wird nun 1 Tropfen mit 200 Tropfen in gleicher Weise minutenlang geschüttelt und als «schwache Belladonna-Auflösung» bezeichnet. Jeder Tropfen dieser letzten Dilution enthält $1/_{24\,000\,000}$ eines Grans Belladonna-Saft.

1810 erscheint dann in Dresden das *Organon der rationellen Heilkunde* von Samuel Hahnemann in der Arnoldischen Buchhandlung.[13] Hat Hahnemann in diesem seinem offiziellen Glaubensbekenntnis die Dynamisierung von Arzneisubstanzen kodifiziert? Die Begriffe Dynamisierung oder Potenzierung sind noch nicht zu finden. Ein erster Ansatz zu der späteren Bezeichnung Potenz für das homöopathische Heilmittel kann gesehen werden in den §§ 120, 122, besonders auch in § 242 und 254. Bei der Beschreibung der Versuche, die zu dem für die Homöopathie so charakteristischen Arzneimittelbild führen, nennt Hahnemann die Krankheitselemente und Symptome, welche Arzneien beim gesunden Menschen zum Vorschein bringen, «künstliche Krankheitspotenzen» (§ 120). In § 122 wird das «homöopathische Heilmittel» als ein vollständiges Analogon von «Gegenkrankheitspotenz» angesehen. In § 242 wird zu «Gegenkrankheitspotenz» in Klammern «das Heilmittel» gesetzt, und § 254 spricht es deutlich aus: «die Wirkung der heilenden Gegenkrankheitspotenzen, die man Arzneien nennt». Nachdem Hahnemann nun in den §§ 248, 249 und 250 über den Sinn der Anwendung größter Verdünnungen geschrieben hat, enthält § 251 die Angabe, daß «ein einzelner Tropfen jener Tinktur mit einem Pfunde Wasser durch *starkes* Umschütteln *innig* gemischt» wird (Hervorhebungen original). Die ganze pharmazeutische Technik der Herstellung von Ausgangstinkturen, Essenzen und pulverförmigen Ursubstanzen – Hahnemann war gleichzeitig ein hervorragender Apotheker und Chemiker[14] – ist in seiner *Reinen Arzneimittellehre*[15] festgelegt. Dort findet sich zum erstenmal eine ausführliche Beschreibung der Herstellung einer centesimalen Verdünnungsreihe – es ist immer noch lediglich von Verdünnungen die Rede. Der Arzneigehalt des Ausgangsproduktes wird für die Herstellung der Verdünnungsreihen berücksichtigt.

Die Verreibungstechnik stellt er in Bd. IV (1818) seiner *Reinen Arzneimittellehre* dar: Das feinste Blattgold wird mit 100 Teilen Milchzucker eine gute Stunde lang gerieben, zur Anwendung für den innerlichen ärztlichen Gebrauch. Bei der Schwefelverreibung heißt es: «Ein Teil Schwefel mit 10 000 Teilen Milchzucker allmählich und innig stark zusammengerieben».

In der zweiten Auflage der *Reinen Arzneimittellehre*, die von 1822 an erschien, wird Hahnemann präziser: «Ein Gran Quecksilber mit 100 Gran Milchzucker eine Stunde lang im Mörsel gerieben und von dieser hundertfachen Verdünnung abermals ein Gran mit

100 Gran frischem Milchzucker durch gleiches Reiben verdünnt und so fort. So entsteht nach zwölf solchen Verdünnungen (eigentlich: Entwicklung der geistigen Arzneikräfte des Quecksilbers) eine Quadrillionverdünnung.»[16] Am Schluß dieser Neuausgabe folgt dann die genaue Anweisung, daß die Stunden-Verreibung in 10-Minuten-Perioden aufgeteilt werden muß: «Jede 10 Minuten auf 6 Minuten Reiben und 4 Minuten Aufscharren eingeteilt.»[17]

Der eingeklammerte Zusatz, daß sein Herstellungsverfahren kein bloßes Verdünnen, sondern eine «Entwicklung der geistigen Arzneikräfte» ist, deutet darauf, daß Hahnemann noch keinen speziellen Terminus für das Verfahren gefunden hatte. Im Jahre 1827 jedoch führt er für diesen Vorgang die Bezeichnung *potenzieren* ein,[18] so daß gleich vom ersten Band der *Chronischen Krankheiten* (1828)[19] an nur noch von «potenzierten Heilmitteln» und «Potenzen» gesprochen wird. Das «starke innige Mischen» oder Schütteln hat er indessen (1835) durch «zwei Schüttelschläge»[20] ersetzt. Für jede Potenz nimmt er ein eigenes Fläschchen. Bei der Herstellung der später sich mehr und mehr durchsetzenden Hochpotenzen geht Hahnemann jedoch auf den Vorschlag von Korsakoff (1832; siehe S. 33f.) ein, wodurch die Einglasmethode Eingang findet.

Bevor wir nun die letzten Fixierungen des Verfahrens in der sechsten Auflage des *Organons* betrachten, zitieren wir noch eine wichtige Stelle, aus der die klare Unterscheidung zwischen Verdünnen und Potenzieren hervorgeht. Sie findet sich 1839 in den *Chronischen Krankheiten*:

«Eigentliche Dilutionen finden fast nur bei Geschmacks- oder Farbgegenständen statt. Eine Auflösung salzhafter oder bitterer Substanzen wird immer unschmackhafter, je mehr ihr Wasser zugemischt wird, endlich fast ganz ohne Geschmack, man mag sie dann schütteln, soviel man wolle – so wird auch eine Auflösung einer Farbsubstanz durch Beimischung mehr und mehren Wassers fast ganz farblos. [...] Dies sind und bleiben wahre Verdünnungen oder Dilutionen, aber keine Dynamisationen. Homöopathische Dynamisationen sind wahre Erweckungen der in natürlichen Körpern während ihres rohen Zustandes verborgen gelegenen, arzneilichen

Eigenschaften, welche dann fast geistig auf unser Leben, das ist, auf unsere empfindende (sensible) und erregbare (irritable) Faser einzuwirken fähig werden.»[21]

Hundertdreißig Jahre später wird vereinzelt gefragt, ob der Begriff *potenzieren* nicht fallengelassen werden soll,[22] da Schwierigkeiten entstehen können mit dem von Bürgi seit 1910 in der Pharmakologie eingeführten Begriff *Potenzierung*, mit dem der Verstärkungseffekt gemeint ist, der auftreten kann, wenn zwei oder mehr Pharmaka zusammen verabreicht werden. Wenn aber die Auffassung Hahnemanns zu Recht besteht, daß beim Potenzieren etwas anderes vor sich geht als ein gewöhnliches Verdünnen, so sollte man den Begriff nicht aufgeben. Zudem ist es ja bezeichnend, daß im rein Mathematischen die entsprechende Operation, das fortlaufende Multiplizieren mit demselben Faktor, auch Potenzieren heißt. Es wird also schon darin eine besondere Steigerung empfunden. Deshalb wollen wir hier gerade die Bedeutung der potenzierten Heilmittel betonen, die sich nicht nur durch ärztliche Erfahrung erweist, sondern vor allem auch durch erkenntnistheoretische und experimentelle Arbeiten. Darauf wird der Beitrag von Jürg Himmelsbach näher eingehen.

Mit der noch von Hahnemann selbst stark überarbeiteten sechsten Auflage des *Organons* ist ein grundlegender Endpunkt erreicht. Sie ist datiert: Paris, Ende Februar 1842, also etwas mehr als ein Jahr vor Hahnemanns Tode. Richard Haehl (1873 – 1932) besorgte 1921 die Drucklegung nach dem Manuskript.[23] Die für unser Thema wichtigen §§ 269 und 270 lassen wir in vollem Wortlaut hier folgen:

§ 269

«Die homöopathische Heilkunst entwickelt zu ihrem besonderen Behufe die innern, geistartigen Arzneikräfte der rohen Substanzen, mittels einer ihr eigenthümlichen, bis zu meiner Zeit unversuchten Behandlung, zu einem früher unerhörten Grade, wodurch sie sämmtlich erst recht sehr, ja unermeßlich – ‹durchdringend› wirksam und hülfreich werden, selbst diejenigen unter ihnen, welche im rohen Zustande nicht die geringste Arzneikraft im menschlichen Körper äußern. Diese merkwürdige Veränderung in den Eigenschaften der Natur-Körper, durch mechanische Einwirkung auf ihre kleinsten Teile, durch Reiben und Schütteln (während sie mittels Zwischentritts einer indifferenten Substanz, trockener oder flüssiger Art, von einander getrennt sind) entwickelt die latenten, vorher unmerklich, wie schlafend in ihnen verborgen gewesenen, dynamischen Kräfte, welche vorzugsweise auf das Lebensprinzip, auf das Befinden des thierischen Lebens Einfluß haben. Man nennt daher diese Bearbeitung derselben Dynamisiren, Potenziren (Arzneikraft-Entwicklung) und die Produkte davon, Dynamisationen, oder Potenzen in verschiedenen Graden.»

§ 270

«Um nun diese Kraft-Entwicklung am besten zu bewirken, wird ein kleiner Theil der zu dynamisirenden Substanz, etwa Ein Gran, zuerst durch dreistündiges Reiben mit dreimal 110 Gran Milchzucker auf die unten angegebene Weise zur millionfachen Pulver-Verdünnung gebracht. Aus Gründen, die weiter unten in der Anmerkung angegeben sind, wird zuerst Ein Gran dieses Pulvers in 500 Tropfen eines, aus einem Theile Branntwein und vier Theilen destillirtem Wasser bestehenden Gemisches aufgelöst und hievon ein einziger Tropfen in ein Fläschchen gethan. Hiezu fügt man 100 Tropfen guten Weingeist und giebt dann dem, mit seinem Stöpsel zugepfropften Fläschchen, 100 starke Schüttelstöße mit der Hand gegen einen harten, aber elastischen Körper geführt. Dies ist die Arznei im ersten Dynamisations-Grade, womit man feine Zucker-Streukügelchen erst wohl befeuchtet, dann schnell auf Fließpapier ausbreitet, trocknet und in einem zugepfropften Gläschen aufbewahrt, mit dem Zeichen des ersten (I.) Potenz-Grades. Hievon wird nur ein einziges Kügelchen zur weitern Dynamisirung genommen, in ein zweites, neues Fläschchen gethan (mit Einem Tropfen Wasser, um es aufzulösen) und dann mit 100 Tropfen guten Weingeistes auf gleiche Weise, mittels 100 starker Schüttel-Stöße dynamisirt. Mit dieser geistigen Arznei-Flüssigkeit werden wiederum Streukügelchen benetzt, schnell auf Fließpapier ausgebreitet, getrocknet, in einem verstopften Glase vor Hitze und Tageslicht verwahrt und mit dem Zeichen des zweiten Potenz-Grades (II.) versehen. Und so fährt man fort, bis durch gleiche Behandlung Ein aufgelöstes Kügelchen XXIX mit 100 Tropfen Weingeist, mittels 100 Schüttel-Stößen, eine geistige Arznei-Flüssigkeit gebildet hat, wodurch damit befeuchtete und getrocknete Streukügelchen den Dynamisations-Grad XXX erhalten. Durch diese Bearbeitung roher Arznei-Substanzen, entstehen Bereitungen, welche hiedurch erst die volle Fähigkeit erlangen, die leidenden Theile im kranken Organismus treffend zu berühren und so durch ähnliche, künstliche Krankheits-Affection dem in ihnen gegenwärtigen Lebensprincipe das Gefühl der natürlichen Krankheit zu entziehen. Durch diese Mechanische Bearbeitung, wenn sie nach obiger Lehre gehörig vollführt worden ist, wird bewirkt, daß die, im rohen Zustande sich uns nur als Materie, zuweilen selbst als unarzneiliche Materie darstellende Arznei-Substanz, mittels solcher höheren und höheren Dynamisationen, sich endlich ganz zu geistartiger Arznei-Kraft subtilisirt und umwandelt, welche an sich zwar nun nicht mehr in unsere Sinne fällt, für welche aber das arzneilich gewordene Streukügelchen, schon trocken, weit mehr jedoch in Wasser aufgelöst, der Träger wird und in dieser Verfassung die Heilsamkeit jener unsichtbaren Kraft im kranken Körper beurkundet.»

In einer Anmerkung zu dem Begriff *Dynamisation* (zu § 269) bestätigt Hahnemann nochmals seine Auffassung über Verdünnung und Potenz:

«Man hört noch täglich die homöopathischen Arznei-Potenzen *bloß* Verdünnungen nennen, da sie doch das Gegenteil derselben, d.i. wahre Aufschließung der Natur-Stoffe und zu Tage-Förderung und Offenbarung der in ihrem innern Wesen verborgen gelegenen, specifischen Arzneikräfte sind, durch Reiben und Schütteln bewirkt, wobei ein zu Hülfe genommenes unarzneiliches Verdünnungs-Medium bloß als *Neben-Bedingung* hinzutritt. Verdünnung allein, z.B. die, der Auflösung eines Grans Kochsalz, wird schier zu bloßem Wasser; der Gran Kochsalz verschwindet in der Verdünnung mit Wasser und wird nie dadurch zur Kochsalz-Arznei, die sich doch zur bewunderungswürdigsten Stärke durch unsere wohlbereiteten Dynamisationen, erhöht.» (Hervorhebung original)

3. Centesimale und dezimale Potenzen

Warum Hahnemann gerade den Verdünnungsschritt 1:100 nimmt, wird wohl für immer ein Rätsel bleiben – er hat darüber selbst nichts verlauten lassen. Vielmehr würde man Verdünnungsschritte 1:7 oder 1:12 (1:3 wäre zu klein) erwarten wegen der besonderen Bedeutung der Zahlen 7 und 12. Wie dem auch sei, Freunde Hahnemanns meldeten Protest an gegen den Hunderterschritt; dieser sei zu groß. Constantin Hering (1800 – 1880) machte 1831 bekannt, daß er bei seiner Studie über Schlangengifte – er war seit 1827 in Suriname – Lachesispotenzen in Zehnerstufen hergestellt und erprobt habe.[24] Vehsemeyer führte dann mit einer Veröffentlichung von 1836 die dezimale Potenzierung als allgemeines Verfahren ein.[25]

In Frankreich sind die homöopathischen Ärzte bei Centesimalpotenzen geblieben. Hahnemann hat ja die letzten acht Jahre seines Lebens in Paris verbracht, wo er auch eine geschätzte Persönlichkeit war. Er selbst blieb den Centesimalpotenzen treu (siehe die oben zitierten Paragraphen des *Organons VI*).

In den meisten anderen Ländern gingen die Homöopathen auf die Dezimalpotenzen über; dabei ist es bis heute geblieben.

Die Doppelspurigkeit verlangte eine gewisse Konkordanz, die auch gleich im Jahre 1836 von Vehsemeyer bei seiner Verantwortung für den Wechsel auf Dezimalpotenzen mitgegeben wurde:

«Bei näherer Prüfung des Progressionsverhältnisses, welches Hahnemann zur Potenzierung der Arzneimittel lehrt, stellen sich viele Mängel heraus, namentlich der eine, daß die Sprünge von einer Verdünnungsstufe zur anderen viel zu groß sind. Offenbar fehlen uns hier Zwischenstufen, die mittels der Hahnemannschen Verdünnungen höchst unbequem zu bewerkstelligen sind. Ich habe daher bereits seit einem Jahre angefangen, meine Arzneimittel in etwas von den Hahnemannschen abweichenden Quantitätsverhältnissen zu bereiten und bin so außerordentlich mit dem Erfolge zufrieden, daß ich das Progressionsverhältnis, dessen ich mich bediene, den Kollegen zur Prüfung und Begutachtung vorlege.»[26] Nachdem er dann die Herstellung von Dezimalpotenzen genau beschrieben hat, stellt er folgende Tabelle auf:

Dezimalpotenz	Gehalt	ist gleich der Hahnemannschen Centesimalpotenz
1.	$1/10$	
2.	$1/100$	1.
3.	$1/1000$	–
4.	$1/10\,000$	2.
5.	$1/100\,000$	–
6.	$1/10^6$	3.
7.	$1/10^7$	–
8.	$1/10^8$	4.
9.	$1/10^9$	–
10.	$1/10^{10}$	5.
11.	$1/10^{11}$	–
12.	$1/10^{12}$	6. usw.

«Man braucht nur noch» – so erklärt er – «die arabische Nummer der Hahnemannschen Potenz mit 2 multiplizieren, um die Nummer der Dezimalverdünnung zu bekommen, welche jener gleich ist – und umgekehrt verfährt man durch Dividierung durch 2.»

Leider hat sich hiermit ein bis in unsere Tage fortwirkender Irrtum eingeschlichen. In der Tabelle von Vehsemeyer – sie ist noch in der *Pharmacopée Française* Ed. VIII, 1965, p. 1350 übernommen – liegt die tragische Verkennung des Wesens der Potenzierung, die auch heute noch weit verbreitet ist. Allein schon die Erkenntnis, daß es bei potenzierten Heilmitteln nicht auf stoffliche Effekte ankommt – in Bereichen etwa von D 8 an –, hätte schon längst die Idee aufkommen lassen sollen, daß *die Zahl der Potenzschritte,* nicht die Verdünnungsverhältnisse von entscheidender Bedeutung sind. Geisteswissenschaftliche Erkenntnisse führte Schüler Rudolf Steiners zur Einsicht, daß es für die Therapie wichtiger ist, wie viele Potenzierstufen die Arzneisubstanz durchgemacht hat, als nach welchem Verhältnissystem (1:5, 1:7, 1:10, 1:30 oder 1:100) potenziert wird. Das heißt, die im Arzneipräparat vorhandene Arzneistoffkonzentration spielt eine sekundäre Rolle gegenüber der Anzahl der Potenzschritte, die bei der Zubereitung ausgeführt wurden. Entsprechende experimentelle Untersuchungen erwiesen die Richtigkeit des oben Ausgesagten, zudem aber auch, daß die Dezimalpotenzen die ausgeprägteste Wirkung zeigen (vgl. den Beitrag von Jürg Himmelsbach). So haben Hering und Vehsemeyer sich durch ihre Überlegungen intuitiv richtig leiten lassen.

Die Gleichstellung C 10 = D 20 usw. ist also grundsätzlich falsch. Als quid pro quo gilt der gleiche Potenzschritt, nicht die arithmetische Konzentrationsgleichheit – allerdings von gewissen Grenzen an, denn selbstverständlich muß im stofflichen Bereich die Konzentrationsangleichung angestrebt werden. So ist es sicherlich unzulässig, Belladonna C 3 (= 1 : 1 000 000) durch Belladonna D 3 (= 1 : 1000) zu ersetzen. Den richtigen Übergang zu finden erfordert von Fall zu Fall ernsthafte Überlegungen. Über die Konzentration von 10^{-8} hinaus fangen erst die echten Potenzwirkungen an.

Das Potenzierverfahren von Hahnemann hat in der Homöopathie nur geringfügige technische Abwandlungen durchgemacht.

Die flüssigen Potenzen (Dilutiones) werden zur Hauptsache aus Urtinkturen (Essenzen, Tinkturen, Lösungen) durch fortgesetzte Verdünnung, 1 : 10 (1 + 9) oder 1 : 100 (1 + 99), und Schütteln, sei es von Hand oder maschinell, im Mehrglasverfahren hergestellt. Bei der Herstellung von pulverförmigen Potenzen (Triturationes) hat sich grundsätzlich nichts geändert.

Besondere Aspekte gibt es auch heute in der homöopathischen Pharmazie nicht, wenn wir absehen von Standardisierung und Normierung der Tinkturen und Essenzen nach normalen modernen pharmazeutisch-technischen Prinzipien. Diese letzteren Kriterien haben mit dem Wesen der Homöopathie nichts zu tun. Sie gelten für sämtliche modernen pflanzlichen Zubereitungen. Die Tropfen haben indessen Platz gemacht für Gewichtsteile (oder auch hier und da Volumenteile), die zwei Schüttelschläge haben sich im Laufe der Zeit vermehrt.

In der ersten Ausgabe des *Homöopathischen Arzneibuches* (HAB) von Dr. Willmar Schwabe[27] wird noch mit Tropfen gearbeitet und – für feste Substanzen – mit Granen. Es werden also zwei Tropfen der Essenz mit 98 Tropfen Weingeist geschüttelt – «zehn kräftige abwärts geführte Schüttelschläge» (auch von Armschlägen ist die Rede) –, wodurch die 1. centesimale Potenz = C 1 entsteht; 1 Gran der Substanz wird mit 99 Gran Milchzuckerpulver eine Stunde verrieben in Perioden von sechs Minuten Reiben und vier Minuten Aufscharren.

Der Übergang von fester in flüssige Potenz erfolgt von der dritten zur vierten Centesimalpotenz oder von der sechsten zur achten Dezimalpotenz. Im letzten Fall wird dann die siebente Potenz übersprungen, ein Verfahren, das auch noch für das geplante HAB III beibehalten wurde.

In der zweiten, abgeänderten Auflage des HAB[28] – sie wurde 1934 als Privatausgabe in Deutschland die offizielle Pharmakopöe der Homöopathie – wird von Gewichtsteilen ausgegangen und wiederum zehnmal kräftig abwärts geschüttelt. Nur noch für Mengen unter 1 g darf getropft werden.

Die *Weleda* (Weleda AG, Arlesheim/Schweiz) begann 1920 ihre Arbeit als Hersteller von Heilmitteln auf Grundlage anthroposophischer Erkenntnis. Ein großer Teil ihres Programms betrifft die potenzierten Heilmittel. Vielleicht unter ihrem Einfluß ändert sich nun einiges an der Technik der Potenzherstellung; darauf geht allerdings die Fachliteratur nur soweit es die Schüttelintensität betrifft ein. Zwar wird die Schütteldauer immer noch nicht in der Zeiteinheit ausgedrückt, es wird aber eine größere Zahl der Schüttelschläge empfohlen. Inzwischen erschien die erste amtliche Ausgabe des *Homöopathischen Arzneibuches* (aufgrund der Verordnung vom 25. Juli 1978).[29] In der Gesamtausgabe nach der Neufassung 1985 lautet die Redaktion der Zubereitung: «Flüssige Verdünnungen werden in Gefäßen hergestellt, deren Rauminhalt um mindestens ein Drittel größer ist als die aufzunehmende Flüssigkeitsmenge. Zur *Potenzierung* wird nach der jeweiligen Vorschrift verdünnt und jedesmal mindestens 10mal kräftig geschüttelt.» Die *Pharmacopée Française,* die 1965 durch Aufnahme eines Kapitels «Préparations homéopathiques» die Homöopathie für Frankreich legalisierte,[30] schreibt vor: «Secouez également cent fois» – wohl nicht, weil es sich um Centesimalpotenzen handelt, denn für die Dezimalpotenzen wird in gleicher Weise hundertmal geschüttelt.

Die französischen homöopathischen Forscher haben also indessen festgestellt, daß es ein Fortschritt ist, intensiver zu schütteln. In ihrer Potenzforschung werden sogar 1000 Schüttelschläge für die Herstellung von potenzierten Lösungen gebraucht.[31]

4. Verfahren und Nomenklatur

Die Herstellung der potenzierten Heilmittel auf Grundlage anthroposophischer Erkenntnis erfolgt am frühen Vormittag und am späten Nachmittag. Die Gründe hierfür werden in Ausführungen Rudolf Steiners[32] über den Einfluß der Tageszeiten auf pharmazeutische Prozesse gefunden.

Für die Potenzierung der metallischen Arzneirohstoffe (Metalle, Metallverbindungen, Mineralien, welche diese Metalle enthalten) von Silber, Quecksilber, Kupfer, Antimon, Gold, Eisen, Zinn und Blei sind die Konstellationen von Mond, Merkur, Venus, Sonne, Mars, Jupiter und Saturn von Bedeutung (Potenzkalender). Diese Zusammenhänge werden durch geisteswissenschaftliche Ausführungen Rudolf Steiners und durch experimentelle Arbeit auf diesem Gebiet verständlich.

1.1. Schüttelzeit: Sie ist nach Zeitdauer festgelegt, unterschiedlich für anorganische und organische Ausgangssubstanzen. Die Zeiten sind aus Potenzversuchen gewonnen worden.

1.2. Potenzreihen: Wird eine Potenzreihe hintereinander hergestellt, so muß die Flüssigkeit zwischen den einzelnen Potenzstufen völlig zur Ruhe gekommen sein. Daher sind Ruhezeiten zwischen den einzelnen Potenzstufen entsprechend der hergestellten Menge festgelegt. Nach Möglichkeit werden die benötigten Stufen einer Reihe ohne Unterbrechung potenziert.

1.3. Schüttelbewegung: Diese richtet sich nach der Größe der Flaschen. Das neue HAB kennt kein Mengenlimit mehr – vorher war 1 Liter die Höchstmenge –, und in der Weleda werden auch größere Mengen auf einmal potenziert.

1.4. Wasser: Die Qualität des als Medium verwendeten Wassers spielt eine wesentliche Rolle. Daß es chemisch oder bakteriologisch einwandfrei ist, genügt nicht. Für die Herstellung von Heilmitteln wird Quellwasser bester Qualität (z.B. aus dem Schwarzwald) verwendet. Die Lösungen werden filtriert, was – wenn dazu normale Filterpapiere verwendet werden – unbeschadet ihrer Wirkung durchgeführt werden kann.[33]

1.5. Moderne Anschauungen: Die «100 Schüttelstöße mit der Hand gegen einen harten, aber elastischen Körper geführt» in der von Hahnemann selbst noch redigierten 6. Ausgabe seines *Organons* (siehe S. 20) sind für viele Hersteller verbindlich; wahrscheinlich begründet auch mancher damit den Werbeslogan «strikte nach

Hahnemann».[34] Die Methode stößt aber einerseits auf Ablehnung (sie sei historisch, überholt), andererseits bringt sie technisch nahezu unüberwindliche Schwierigkeiten mit sich. Man bedenke einmal, wie man sie bei einer größeren Menge von Litern durchführen soll! Darum ist es nicht verwunderlich, daß moderne technische Mittel, ohne weitere Überlegungen zum Wesen der Potenzierens, gerne eingesetzt werden. Nicht nur elektrisch angetriebene Schüttelmaschinen sind im Gebrauch (dabei kann es durchaus auch vertretbare, wie z.B. die Turbula, geben), sondern auch elektrische oder elektromagnetische Vibrationsapparate werden benutzt. Barthel[35] berichtet von einer Methode, mit der zwischen zwei Lautsprechern in mehreren Sekunden 100 Vibrationen in der Flüssigkeit erzeugt werden. Andere spannen – so Barthel – ihr Fläschchen in eine Gabel, die innerhalb von 8 Sekunden etwa 300 Vibrationen auf die Flasche überträgt.

Die anthroposophisch-geisteswissenschaftliche Erkenntnismethode versucht das Wesen der Potenz (Werden und Entwerden der Substanz, Stoff- und Kräftewirkung im physiologisch dreigegliederten Menschen usw.) zu durchdringen und die Verifikation der Ergebnisse am kranken Menschen und im Experiment (siehe den Beitrag von Jürg Himmelsbach) zu erbringen.

2.1. Pflanzenansätze: Die Pflanzenansätze werden durch verschiedene Extraktionsverfahren gewonnen. Die Urtinkturen im Sinne des Homöopathischen Arzneibuches (HAB) werden durch Mazeration oder Perkolation hergestellt. Für die Skala von Wärmeanwendungen (Mazeration, Digestion, Infus, Dekokt) – die ebenfalls durch das HAB legalisiert sind – gelten geisteswissenschaftliche Gesichtspunkte.

2.2. Alkohol: Weil der Alkohol bei der Heilmittelherstellung vom geisteswissenschaftlichen Standpunkt aus problematisch ist, versucht man, bei der Herstellung von Heilmitteln der anthroposophischen Medizin davon abzukommen. Rudolf Steiner hat dazu den Weg gezeigt. Alkoholfreie Pflanzenansätze sind z.B. durch das sogenannte Rh-Verfahren (Rh von ‹rhythmisiert›) realisiert. Dabei werden genuine Pflanzensäfte durch Wochen hindurch morgens und abends zu bestimmten Uhrzeiten geschüttelt und tagsüber auf 37° C, während der Nacht auf 4° C gehalten. Die so entstandenen Rh-Ansätze sind alkoholfrei und trotzdem in sich, ohne Konservierungsmittel oder physikalische Konservierungsmaßnahmen, haltbar. Für die Potenzierung der Dilutiones und Injectabilia wird hier sinngemäß nur Wasser verwendet.

2.3. Verdünnungsmedia: Das meistgebrauchte Verdünnungsmedium ist Wasser, dann stark verdünnter Alkohol. Wenn ein Ansatz – aus zutreffenden Gründen – mit fettem Öl (Ölauszug) oder Glycerin hergestellt werden muß, so ist das Verdünnungsmedium eben fettes Öl oder zunächst Glycerin und anschließend Wasser oder verdünnter Alkohol.

3.1. Injektionslösungen: Rudolf Steiner hat schon vor 1920 großen Wert gelegt auf parenterale Anwendungen, besonders auf die Injektionstherapie. Dadurch sind die potenzierten Injektionslösungen auch in der Homöopathie zu einer vielfach angewendeten und anerkannten Arzneiform geworden.

3.2. Sterilisation: Thermolabile Zubereitungen wie Potenzen werden unter aseptischen Maßnahmen in sterilisierten Vehikula verarbeitet. Erste Untersuchungen[36] haben gezeigt, daß bei 120° C die Wirkung echter Potenzen (im Versuch C 15) zerstört wird. Aber auch für den Wirkungsverlust von potenzierten Lösungen, welche auf 100° C erhitzt wurden, sind schon Hinweise vorhanden. Sehr lange wurden die potenzierten Heilmittel der Weleda für Injektionen und Augentropfen tyndallisiert, d.h. die Flüssigkeit wird dreimal eine Stunde auf 70° C erhitzt mit Unterbrechungen von 24 Stunden. Als die Sterilitätskriterien verschärft wurden, ging die Weleda zur Sterilfiltration (Keimfiltration) der Injektionsflüssigkeiten über.

4. Verreibungsdauer: Die üblichen Verreibungsmaschinen schaben ständig ab, so daß die Perioden von sechs Minuten Reiben und vier

Minuten Aufscharren weggefallen sind und nun eine Stunde ohne Unterbrechung verrieben wird. Mittels eines Lycopodiumtests (mikroskopisch zu verfolgender Verreibungseffekt auf Lycopodiumsporen) wird die Verreibungskapazität der Maschine kontrolliert. Was es aber bedeutet, 30 Potenzen (oder mehr) auf diese Weise herstellen zu müssen – wobei vor jeder nächsten Potenz zuerst die Maschine gereinigt werden muß –, ist leicht einzusehen.

Indessen sind Untersuchungen im Gange, welche prüfen, ob die von Ing. Paul Schatz auf dem Prinzip des umstülpbaren Würfels entwickelte Turbula[37] sich auch eignet für die Potenzierung von pulverförmigen Substanzen. Daß mit der Turbula eventuell flüssige Potenzen hergestellt werden können, liegt auf der Hand. Daß die Turbula zur Zeit die beste Mischmaschine ist, ist allerdings noch kein Grund, sie für die Triturationspotenzen einzusetzen, denn der Potenziereffekt muß erst noch bewiesen werden. Eine erste Veröffentlichung mit günstiger Prognose erschien bereits im Jahre 1968.[38] Dabei wäre die Verreibungszeit erheblich zu reduzieren. Neueste systematische Untersuchungen (Weleda, Arlesheim/ Schweiz) weisen in die gleiche Richtung.

5. Übergang fest – flüssig: Wie wir oben schon feststellten, überspringt das homöopathische Verfahren bei dem Übergang von festen auf flüssige Dezimalpotenzen eine Potenz: 1 g D 6 wird unmittelbar zu 100 g D 8 potenziert. Wenn man den Potenzschritt für den therapeutischen Effekt ernst nimmt, so ist dieser Sprung unzulässig, auch wenn diese Zwischenpotenz – in diesem Falle also D 7 – praktisch nicht angewendet wird. Die D 8 enthält 1% Milchzucker, was für eine Injektionslösung ohne Bedeutung ist.

6. Nomenklatur: Die Bezeichnungen der homöopathischen Heilmittel (franz.: dynamisations, engl.: potencies, potentized remedies), wie auch die der Heilmittel auf Grundlage anthroposophischer Erkenntnis, sind aus zwei Bestandteilen zusammengesetzt: Name der Arzneisubstanz, gefolgt von der Bezeichnung der Potenzstufe. Leider wird hierbei nicht einheitlich vorgegangen.

Für die Dezimalpotenzen wäre die Bezeichnung mit D und die arabische Ziffer in aller Welt unmißverständlich: D 6, D 30 usw. In bestimmten homöopathischen Kreisen, besonders in den angelsächsischen Ländern, schreibt man für ein D ein x (Malzeichen) hinter die arabische Ziffer: 6x, 30x usw. Weil das gleiche System auch wohl für Centesimalpotenzen benützt wird – dort, wo nur diese gebräuchlich sind –, kann es zu Schwierigkeiten kommen, wenn Patienten mit ihren Rezepten ins Ausland reisen. Übrigens werden auch Centesimalpotenzen nicht überall in der gleichen Weise bezeichnet. Üblich ist (in Frankreich z.B.) die arabische Ziffer, gefolgt von CH = Centésimal Hahnemanienne: 3 CH, 15 CH usw. Aber auch 30 Ch oder C 30 wird man finden, oder gar nur die Zahl 3, 30.

Für die potenzierten Heilmittel auf Grundlage anthroposophischer Erkenntnisse gilt nur die Bezeichnung D, gefolgt von der Potenzstufe als Ziffer: D 1, D 2, D 3 bis D 30.

Auch hinsichtlich der Nomenklatur der Ursubstanzen mineralischer, pflanzlicher oder tierischer Herkunft besteht keine Uniformität. Dafür sind in erster Linie die Landespharmakopöen verantwortlich, die mit ihren unterschiedlichen Nomenklatursystemen die pharmazeutischen Gepflogenheiten auf diesem Gebiet bestimmen. So ist – um nur ein Beispiel herauszugreifen – Natriumchlorid (Kochsalz) für das HAB immer noch Natrium chloratum (vorher Natrium muriaticum), obwohl Landespharmakopöen wie die der Schweiz und der Bundesrepublik Deutschland längst die exaktere Bezeichnung Natrii chloridum führen.

Auch bei der Benennung der Pflanzenpräparate herrschen noch unterschiedliche Prinzipien, doch ist hier die Lage nicht so kompliziert. Im allgemeinen wird der Gattungsname zum Präparatenamen: Arnica, Bryonia, Calendula usw. Tradierte Gattungsnamen, die heute in der wissenschaftlichen botanischen Nomenklatur nicht mehr gelten, sind in der homöopathischen, aber auch in der allopathischen Pharmazie gebräuchlich. Beispiele für homöopathische Pharmazie sind: Chamomilla, Millefolium, Nux vomica; für die allopathische Pharmazie: Frangula, Belladonna, Stramonium usw.

Wendet man verschiedene Arten als Heilpflanzen an, dann werden diese mit der Artbezeichnung unterschieden: Teucrium marum (in der Homöopathie: Marum verum) und Teucrium scorodonia; Allium cepa (in der Homöopathie: Cepa) neben Allium sativum und Allium ursinum; Urtica dioica und Urtica urens usw.

Die Drogenmonographien im HAB sind unter den gültigen wissenschaftlich-botanischen Namen eingeordnet, wobei die immer noch gebräuchlichen älteren Bezeichnungen für die Präparate der Homöopathie und anthroposophischen Medizin als Synonyme erscheinen.

Beispiele (Auswahl):

Botanischer Name	*Präparate-Bezeichnung*
Achillea millefolium	Millefolium
Amanita phalloides	Agaricus bulbosus
Cephaelis ipecacuanha	Ipecacuanha
Datura stramonium	Stramonium
Humulus lupulus	Lupulus
Juniperus sabina	Sabina
Kalanchoë	Bryophyllum
Krameria triandra	Ratanhia
Lobaria pulmonaria	Sticta
Myristica fragrans	Nux moschata
Nicotiana tabacum	Tabacum
Ocimum basilicum	Basilicum
Peumus boldus	Boldo
Rhamnus frangula	Frangula
Schoenocaulon officinale	Sabadilla
Teucrium marum	Marum verum
Turnera diffusa	Damiana
Urginea maritima var. rubra	Scilla
Vitex agnus-castus	Agnus castus

Wird für ein homöopathisches Präparat ein sonst nicht üblicher Pflanzenteil verarbeitet, so wird dies durch «aus» (ex, e) angegeben: Mandragora e Radice.

Bei den Weleda-Heilmitteln wird, zur Vereinfachung, nur der Nominativ angewendet: Hauptwort und Pflanzenteil, durch Komma getrennt: Mandragora, Radix D 6; Berberis, Fructus Rh D 3; Arnica, Planta tota Rh D 30; Astragalus exscapus D 10 usw.

Für die stark heterogene Gruppe der Präparate tierischen Ursprungs ist die Benennung relativ einfach: Apis, Formica, Lachesis, Naja, Vespa Crabro; Sepia, Corallium rubrum, Conchae, Fel Piscis; Ovarium, Epiphysis, Hypophysis, Pankreas, Cor, Hepar, Iris; Diencephalon, Lobus frontalis, Meniscus genus, Lens cristallina embryonalis usw.

Für die nähere Bestimmung sämtlicher Präparate müssen selbstverständlich die Arzneibücher oder – wenn es die Heilmittel auf Grundlage anthroposophischer Erkenntnis betrifft – die ausführlichen, beschreibenden Arzneimittelverzeichnisse der betreffenden Firmen konsultiert werden.

5. Sonstige Verfahren

Methode Korsakoff: Der russische Heilpraktiker (und Laie) Korsakoff, der stark an der Anwendung und Herstellung von Hochpotenzen interessiert war, kam auf die Idee, für die langen Potenzreihen nur ein Fläschchen zu benutzen, anstatt für jede Potenz ein neues.[39] Er hatte durch genaues Wägen festgestellt, daß in einem Glas, aus dem man das Wasser einfach ausgeschüttet hat, etwa 3 ½ Gran Wasser zurückbleiben. Schlägt man das Glas dann noch kräftig aus, so bleibt immer noch ein volles Gran Wasser zurück. Korsakoff eichte das Glas auf 100 Gran reines Wasser. Einer solchen Menge Wasser gab er einen Tropfen der zu potenzierenden Flüssigkeit zu, verschloß das Fläschchen mit dem Mittelfinger und schüttelte es –

zwischen Daumen und Mittelfinger gehalten – zweimal kräftig. Daraufhin wurde die Flüssigkeit weggeschüttet und das Glas «mittels eines kräftigen, abwärts geführten Armschlages» soviel wie möglich entleert. «In dem Glas bleibt dann als Rückstand ein Tropfen der ersten Verdünnung ($^1/_{100}$).» So machte Korsakoff weiter bis zur 29. Potenz. Für die 30. Potenz nahm er dann nicht mehr Wasser, sondern 100 Tropfen Alkohol. Diese 100 Tropfen End-Lösung bezeichnete er als C 30. Schließlich stellte er mit diesem Verfahren bis zu C 1500 (!) her.

Der Basler Apotheker Dr. Karl Haas[40] entwickelte für die Herstellung von Dezimalpotenzen im Einglasverfahren ein zierliches Gerät, in dem jedesmal exakt 1 ml der potenzierten Flüssigkeit im Hohlschliff des Hahnes abgetrennt werden kann. Nachdem von neuem Verdünnungsmedium eingefüllt worden ist – 9 ml also –, wird die Verbindung mit der im Hohlraum des Hahnes zurückbehaltenen Flüssigkeit (1 ml) wiederhergestellt und geschüttelt usw. Haas untersuchte obendrein eingehend den Unterschied zwischen potenzierten Flüssigkeiten im Einglas- und Mehrglasverfahren hinsichtlich ihres Arzneigehaltes. Darauf hat die Adsorption an der Glaswand einen sehr bedeutenden Einfluß. Über die Untersuchungsergebnisse berichtet Jürg Himmelsbach in seinem Beitrag (siehe S. 116ff.).

Die LM-Potenzen: LM ist die Bezeichnung für 50000, im römischen Bezifferungssystem ausgedrückt. Hahnemann hat auch dieses Verfahren zur Herstellung von LM-Potenzen inauguriert.[41]

Die Herstellungsvorschrift für LM-Potenzen lautet:

«Vorschrift 17a: LM-Potenzen:

Zur Herstellung der Potenzstufe LM I werden 60 mg einer C 3-Verreibung der zu potenzierenden Substanz in 20,0 ml Äthanol 15 Prozent (entsprechend 500 Tropfen) gelöst. 1 Tropfen dieser Lösung wird in einem kleinen Arzneiglas mit 2,5 ml Äthanol 86 Prozent (entsprechend 100 Tropfen) versetzt und 100mal kräftig geschüttelt. Mit dieser Lösung werden 100 g Streu-

34

kügelchen Größe 1 (etwa 50 000 Stück) gleichmäßig befeuchtet; nach der Imprägnierung in einem geschlossenen Gefäß werden die Streukügelchen an der Luft getrocknet. Diese Streukügelchen entsprechen der Potenzstufe LM I.

Zur Herstellung der Potenzstufe LM II wird 1 Streukügelchen LM I in einem kleinen Arzneiglas in 1 Tropfen Wasser gelöst, mit 2,5 ml Äthanol 86 Prozent (entsprechend 100 Tropfen) versetzt und 100mal kräftig geschüttelt. Mit dieser Lösung werden 100 g Streukügelchen Größe 1 (etwa 50 000 Stück) gleichmäßig befeuchtet; nach der Imprägnierung in einem geschlossenen Gefäß werden die Streukügelchen an der Luft getrocknet.

Die weiteren Potenzstufen werden in gleicher Weise hergestellt.

Vorschrift 17b: Flüssige LM-Potenzen aus LM-Streukügelchen

Zur Herstellung der flüssigen Potenzstufe LM II wird 1 Streukügelchen LM I in einem kleinen Arzneiglas in 1 Tropfen Wasser gelöst, mit 2,5 ml Äthanol 86 Prozent versetzt und 100mal kräftig geschüttelt. 0,1 g dieser Lösung werden mit 25 g Äthanol 43 Prozent vermischt; die Mischung entspricht der Potenzstufe LM II.

Alle weiteren flüssigen Potenzstufen werden entsprechend hergestellt.»[42]

Potenz-Akkorde: Unter Potenz-Akkorden werden Gemische von homöopathischen Einzelmitteln in verschiedenen Potenzen verstanden. Zum Beispiel der Akkord: D 3, D 6, D 12, D15, D 30, wozu auch oft noch ausgesprochene Hochpotenzen, wie D 200, D 1000 usw., kommen.

Für die Injektionspräparate auf dieser Basis bildet die tiefste Potenz (= Grundpotenz, im allgemeinen bei D 9 oder D 12 liegend) den mengenmäßigen Hauptanteil; die übrigen Komponenten des Akkordes sind generell in jeder Ampulle die D 30 und in der Mehrzahl der Präparate auch die D 200, bisweilen die D 1000. Hier gilt die Auffassung, daß in solchen Potenz-Akkorden die einzelnen Potenzstufen, wenn sie miteinander vermischt sind, ihre eigenständige Wirkung behalten, so daß sich keine summarische Mittelwirkung ergibt.

6. Das HAB 1 der Bundesrepublik Deutschland

Die früheren deutschen Arzneibücher (Pharmakopöen) der homöopathischen Medizin hatten einen Privat- oder Firmencharakter.
Nach einigen Vorversuchen zur Erstellung eines neuen, allgemein
verbindlichen Homöopathischen Arzneibuches wurde 1976 eine
Homöopathische Arzneibuch-Kommission durch den Bundesmi-
nister für Jugend, Familie und Gesundheit berufen. Dieser Kom-
mission gehörten auch die anthroposophischen Ärzte Dr. med.
Hanno Matthiolius (†) und Dr. med. Manfred Weckenmann, beide
aus Stuttgart, an. Im Ausschuß «Analytik» vertrat die Apothekerin
Dr. Christa Ullrich, Weleda Schwäbisch Gmünd, die Interessen
der anthroposophischen Pharmazie. Frau Dr. Ullrich und Herr
Dr. Matthiolius erarbeiteten im Ausschuß «Herstellungsregeln» die
besonderen Herstellungsmethoden für die Heilmittel der anthroposophischen Medizin. Bei der Konzeption der jetzt gültigen Ausgabe
des HAB 1 wurde nämlich davon ausgegangen, daß die homöopathisch hergestellten Arzneimittel der besonderen Therapierichtun-
gen – also auch die Heilmittel der anthroposophischen Medizin –
den Anforderungen bezüglich der pharmazeutischen Qualität und
der Unbedenklichkeit genügen und nach definierten Regeln hergestellt werden müßten.

So wurden damit nicht nur die «besonderen Herstellungsverfahren der anthroposophischen Medizin» legalisiert, sondern auch
verschiedene andere Verfahren (besonders aus dem Bereich der
Spagyrik) integriert.

Das Zustandekommen und die offizielle Einführung eines Homöopathischen Arzneibuches ist eine bedeutsame historische Tat auf
dem Wege der Entwicklung der Homöopathie Hahnemanns und des
potenzierten Heilmittels der anthroposophischen Medizin. Mit ihrer Würdigung wird dieser geschichtliche Überblick abgeschlossen.

ERNST MARTI

Vom Wesen des Potenzierens

Potenzieren und potenzierte Heilmittel sind eine seltsame Sache. Seit über hundertachtzig Jahren gibt es potenzierte Heilmittel, und in dieser langen Zeit haben ungezählte Ärzte und Laien in der ganzen Welt solche Mittel angewandt, haben ihre Wirkung und Heilkraft erprobt und erfahren. Die offizielle Medizin und Wissenschaft aber kennt diese Mittel nicht und hat kein Verhältnis zu ihnen, lehnt sie ab oder hält sie für Phantasterei. Diese völlig entgegengesetzte Bewertung ist ein beunruhigendes Problem. Die Wirkung und Heilkraft potenzierter Mittel stehen außer Zweifel. Es sind nicht ganze Generationen von Ärzten, die gerade als Homöopathen geschulte und erfahrene Beobachter sind, während beinahe zwei Jahrhunderten einer Fremd- und Selbsttäuschung erlegen. Und wenn man, wie der Autor, während vierzig Jahren eine allgemeine ärztliche Praxis fast ausschließlich mit potenzierten Heilmitteln geführt hat, dann kennt man die Wirkung dieser Mittel und wendet auch Hochpotenzen mit Sicherheit und Erfolg an.

Woher rührt diese Diskrepanz in der Beurteilung? Diese Frage führt auf ein Grundproblem der Wissenschaft. Es ist das folgende: Wenn eine Tatsache auftritt oder erfahren wird, muß sie auch begriffen werden. Bloße Erfahrung genügt wohl für das Handeln, aber nicht für die Wissenschaft. Hahnemanns Lehre beruht auf der genauesten Beobachtung und Erfahrung. Er ist reiner Empiriker, der sich an die Erscheinungen hält und jedes Theoretisieren vermeidet. Er hat einen ungeheuren Erfahrungsschatz über Potenzieren und potenzierte Heilmittel zusammengetragen, aber er kann diesen Schatz nicht ideenmäßig durchdringen. Er kann aus Erfahrung handeln, und das ist so geblieben bei allen Anwendern solcher Heilmittel seit Hahnemanns Zeiten bis heute. Die offizielle Medizin und Wissenschaft aber, die nicht die Erfahrung und die durch Handeln erlangte Vertrautheit mit diesen Mitteln haben, stehen ratlos vor ihnen. Eine unbegriffene Tatsache, z.B. potenzierte Mittel, ist eine intellektuelle Beunruhigung. Erst wenn erkannt ist, wo im Zusammenhang der andern Tatsachen und Kenntnisse ein Faktum hingehört, ist eine Tatsache begriffen, und es verschwindet die Beunruhigung. Wahrnehmung (Erfahrung) und Begriff ergeben die Erkenntnis. Wenn diese Lösung nicht gelingt, kann man sich in verschiedener Weise zu der unbegriffenen Tatsache verhalten: Man kann sie übersehen, nicht zur Kenntnis nehmen, oder man kann sie abstreiten und als Unsinn und Phantasterei erklären. Beides ist dem Potenzieren seit hundertachtzig Jahren immer wieder widerfahren. Man kann daraus nur einen Schluß ziehen: *Mit den bisherigen in der Medizin und der Naturwissenschaft vorhandenen Begriffen und Vorstellungen ist das Potenzieren nicht zu begreifen.* Dieses Nichtverstehen gilt auch für die Homöopathen selbst; ihnen stehen ja keine andern Einsichten zur Verfügung. Man lese dazu nur im Heft 1/1971 der *Allgemeinen Homöopathischen Zeitung* (gegründet 1832!) die zwei Artikel: «Das Hochpotenzproblem»[1] und «Im Dschungel der homöopathischen Potenzen».[2]

Muß man also verzichten, das Potenzierungsproblem erkenntnismäßig zu lösen? Worin besteht denn überhaupt dieses Problem? Es liegt darin, daß durch eine besondere Behandlungs- und Zubereitungsart der Substanzen, eben das Potenzieren, diese Substanzen neue, bisher unbekannte Wirkungen zeigen, wenn sie als Heilmittel verwendet, d. h. einem lebendigen Organismus einverleibt werden. Diese neuen Substanzwirkungen sind nicht durch die heute gültigen chemisch-physikalischen Vorstellungen faßbar. Wenn man die heutigen chemisch-physikalischen Kategorien als die einzig möglichen für die Stofferkenntnis hält, bleiben diese neuen, andersartigen Wirkungen unerfaßbar. Was wäre also nötig? Eine Wissenschaft, die auch, um einen hierher gehörenden Ausdruck Hahnemanns zu gebrauchen, «geistartige» Wirkungen und Eigenschaften der Substanz kennt und begreift. Diese Wissenschaft gibt es; es ist die im ersten Viertel dieses Jahrhunderts von Rudolf Steiner geschaffene anthroposophische Geisteswissenschaft. Diese hat ein der

Homöopathie ähnliches Schicksal erfahren: offiziell unbeachtet oder abgelehnt zu sein und doch stark zu wirken. In einem Kurs für Ärzte und Medizinstudierende, den Rudolf Steiner 1920 gehalten hat,[3] hat er die für das Verständnis des Potenzierens nötigen Einsichten ausgesprochen. Wenn man diese grundlegenden Angaben überschaut, zeigt sich, daß das *Potenzieren ein Zentralproblem in der Natur- und Menschenerkenntnis* ist. Es kann nur begriffen werden durch das Verständnis wesentlicher Zusammenhänge zwischen Substanz und Lebewesen mittels einer neuen geistgemäßen Natur- und Menschenerkenntnis. Es geht um die Klärung der Fragen: Was geschieht beim Potenzieren? Welcher Art sind die neu auftretenden Kräfte? In welchem Zusammenhang stehen sie mit Natur und Mensch? Warum sind sie Heilkräfte? Wie ist ihre Beziehung zum menschlichen Organismus? Im folgenden soll versucht werden, eine Antwort zu geben.

In anderen Beiträgen dieses Buches ist das Potenzieren und was mit ihm zusammenhängt, schon geschildert. Es wird sich als fruchtbar erweisen, wenn hier nochmals die grundlegenden Angaben Hahnemanns zitiert werden. Er schreibt 1842 für die sechste (letzte von ihm bearbeitete) Auflage seines *Organon der Heilkunst:*[4]

«§ 269. Die homöopathische Heilkunst entwickelt zu ihrem besonderen Behufe die innern, geistartigen Arzneikräfte der rohen Substanzen mittels einer ihr eigenthümlichen, bis zu meiner Zeit unversuchten Behandlung, zu einem früher unerhörten Grade, wodurch sie sämmtlich erst recht sehr, ja unermeßlich – ‹durchdringend› wirksam und hülfreich werden, selbst diejenigen unter ihnen, welche im rohen Zustande nicht die geringste Arzneikraft im menschlichen Körper äußern. Diese merkwürdige Veränderung in den Eigenschaften der Natur-Körper, durch mechanische Einwirkung auf ihre kleinsten Teile, durch Reiben und Schütteln (während sie mittels Zwischentritts einer indifferenten Substanz, trockener oder flüssiger Art, von einander getrennt sind), entwickelt die latenten, vorher unmerklich wie schlafend in ihnen verborgen gewesenen, dynamischen Kräfte, welche vorzugsweise auf das Lebensprinzip, auf das Befinden des thierischen Lebens Einfluß haben.

Man nennt daher diese Bearbeitung derselben *Dynamisiren, Potenziren* (Arzneikraft-Entwicklung) und die Produkte davon, *Dynamisationen,* oder *Potenzen* in verschiedenen Graden.» (Hervorhebung nachträglich, E. M.)

Fußnote Hahnemanns:

«Man hört noch täglich die homöopathischen Arznei-Potenzen *bloß* Verdünnungen nennen, da sie doch das Gegenteil derselben, d. i. wahre Aufschließung der Natur-Stoffe und zu Tage-Förderung und Offenbarung der in ihrem innern Wesen verborgen gelegenen, specifischen Arzneikräfte sind, durch Reiben und Schütteln bewirkt, wobei ein zu Hülfe genommenes, unarzneiliches Verdünnungs-Medium bloß als *Neben-Bedingung* hinzutritt. Verdünnung allein, z.B. die der Auflösung eines Grans Kochsalz, wird schier zu bloßem Wasser; der Gran Kochsalz verschwindet in der Verdünnung mit Wasser und wird nie dadurch zur Kochsalz-Arznei, die sich doch zur bewunderungswürdigsten Stärke durch unsere wohlbereiteten Dynamisationen, erhöht.»

Aus der Fußnote zum § 270:

«Ungemein wahrscheinlich wird es hiedurch, daß die Materie mittels solcher Dynamisationen (Entwicklungen ihres wahren, innern, arzneilichen Wesens) sich zuletzt gänzlich in ihr individuelles geistartiges Wesen auflöse und daher in ihrem rohen Zustande eigentlich nur als aus diesem unentwickelten geistartigen Wesen bestehend betrachtet werden könne.»

In der Anmerkung zu § 11 vergleicht Hahnemann die dynamische Arzneiwirkung mit der Wirkung eines Magneten auf ein Stück Eisen. Und er fährt dann fort:

«Es sind nicht die körperlichen Atome dieser hoch dynamisirten Arzneien noch ihre physische oder mathematische Oberfläche (womit man die höheren Kräfte der dynamisirten Arzneien, immer noch materiell genug, aber vergeblich deuten will), vielmehr liegt unsichtbarer Weise in dem so befeuchteten Kügelchen oder in seiner Auflösung eine aus der Arznei-Substanz möglichst enthüllte und frei gewordene, specifische Arzneikraft, welche schon durch Berührung der lebenden Tierfaser auf den ganzen Organismus

40

dynamisch einwirkt (ohne ihm jedoch irgend eine, auch noch so fein gedachte Materie mitzuteilen) und zwar desto stärker, je freier und immaterieller sie durch die Dynamisation geworden war.»

Diese Darstellungen, die Hahnemann mit 86 Jahren am Ende eines ungeheuer erfahrungsreichen Lebens geschrieben hat, sind für den modernen Leser zunächst schwer zu fassen, weil voll ungewohnter Vorstellungen, und sie können einem wie Theorie vorkommen. Aber sie sind lauter prägnant formulierte Beobachtungen und Erfahrungen. Man spürt aber auch, wie schwierig es ist, diese neuen Tatsachen zu fassen und zu bezeichnen. Mit Nachdruck weist Hahnemann darauf hin, daß diese neuen Kräfte nicht die atomaren oder materiellen Eigenschaften der Stoffe sind, auch daß es sich nicht um gewöhnliche Verdünnungen handelt. Hätte man dieses beachtet, so wären die zahllosen Versuche und Überlegungen unterblieben, die Wirkung oder Unwirksamkeit mit dem letzten Molekül (Loschmidtsche Zahl) zu begründen oder zu bezweifeln, und es wäre das Problem der Hochpotenzen anders angefaßt worden. Hahnemann schildert ganz genau das Freiwerden der Kräfte durch die Bearbeitung, das er einfach mit dem lateinischen oder griechischen Ausdruck als Potenz oder Dynamisation bezeichnet. Er entwickelt keine Theorie, sondern gibt einfach seinem Befund einen Namen. Auch die Bezeichnung «geistartig» ist keine Theorie; sie weist nur auf die andersartige, nichtmaterielle Natur der Wirkung hin. Für Hahnemann ist auch das Lebensgeschehen im Organismus geistartig. Auf diese geistartige, dynamische Lebenskraft und ihre krankhaften Veränderungen wirken die Dynamisationen, die potenzierten Substanzen.

Diese Erfahrung und Anschauung Hahnemanns ist von der Medizin und Wissenschaft nicht aufgenommen worden, konnte nicht aufgenommen werden, weil die Wissenschaftsentwicklung nur den materiellen Anteil der Lebewesen ins Auge faßte. Es mußte eine Geisteswissenschaft entstehen, die mit sicheren Methoden auch den geistigen Anteil des Menschen und der Natur erforschen kann, nicht bloß die Erscheinungen für die Sinne. Diese Erweiterung des

Welt- und Menschenverständnisses nach geisteswissenschaftlichen Erkenntnissen hat Rudolf Steiner in der Anthroposophie geschaffen. Damit sind auch die Möglichkeiten für eine Erweiterung der Medizin gegeben worden, die Rudolf Steiner in einer Anzahl von Vorträgen und Kursen ausgeführt hat, zuletzt in seinem mit Dr. med. Ita Wegman zusammen verfaßten Buch *Grundlegendes für eine Erweiterung der Heilkunst nach geisteswissenschaftlichen Erkenntnissen.*[5]

Was ist nun der weiterführende Einschlag in die Potenzprobleme, der 1920 durch Rudolf Steiner gekommen ist? Man kann seine Angaben zunächst zusammenfassen unter den Gesichtspunkten: Das Wesentliche liegt in der Zubereitung; das Medium bekommt eine andere Konfiguration; Potenzieren ist ein rhythmischer Prozeß.

Das technische Vorgehen bei der Zubereitung der Potenzen ist in dem Beitrag von Willem F. Daems geschildert worden: Ein Teil Substanz wird mit neun Teilen Medium (Wasser, Alkohol, Milchzucker) vermengt. Dann wird davon wieder ein Teil mit neun Teilen frischen Mediums vermischt usw. Jedesmal entsteht dadurch eine Potenz. Dieser Vorgang kann beliebig oft wiederholt werden, und es ist aus dem Vorgang selbst nicht zu beantworten, wie lange es sinnvoll ist, ihn fortzusetzen.

Was ist nun die Eigenart dieses Vorgangs? Die Herstellung einer Potenz gliedert sich in drei Phasen. Zuerst wird die Substanz gewählt und hergerichtet, die Inhalt und Wesen der Potenz werden soll. Sie wird das substantiell Charakteristische und Individuelle der Potenz. Dann wird ein Verhältnis zwischen Substanz und Medium bestimmt, z.B. 1 : 10, 1 : 100 oder ein anderes. Schließlich wird ein Teil Substanz mit neun bzw. neunundneunzig Teilen Medium vereinigt und durch Schütteln oder Verreiben vermischt.

Die Herstellung einer Potenz ist somit ein dreifacher Vorgang. Jede Phase bewirkt etwas anderes: Die erste begründet die Potenz nach Substanz und Nummer in der Reihe, sie individualisiert. Die zweite Phase stellt ein Verhältnis her. Die dritte ist die Durchmischung durch Bewegung. Diese drei Vorgänge in der Potenzentstehung verhalten sich zueinander wie die drei Glieder des dreigliedrigen menschlichen Organismus: wie das Individualisierende des Kopfes zum Verhältnisschaffenden des mittleren Menschen (z.B. das Verhältnis 1 : 4 von Atem und Puls) zum Mischend-Bewegenden des Stoffwechsel-Gliedmaßen-Menschen. Diese Entsprechung ist ein beachtenswertes Phänomen.

Die drei Vorgänge konstitutieren jede Potenz und machen sie zu einer individuellen Einheit. Indem eine Potenz «Substanz» und Grundlage einer neuen Potenz im Sinne des oben geschilderten ersten Vorganges wird und sich dieser Ablauf wiederholt, entsteht eine Potenzreihe, die in sich zusammenhängend ist. Sie ist eine Art Generationsreihe, die sich nicht umkehren läßt. Eine Potenz wird zum «Samen» für die nächste; sie «wächst» durch das Medium und wird durch das Schütteln zu einer neuen Einheit. Das Potenzieren ist gewissermaßen ein Bereich zwischen dem organischen und anorganischen Bereich. – Indem eine Potenz auf die andere folgt, eine aus der andern entsteht, bekommt jede eine Nummer in der Zahlenreihe. Die Ausgangssubstanz wird dadurch einem Zahlenprozeß unterworfen; die Gesetzmäßigkeit der Ganzzahligkeit wird der Substanz aufgeprägt.

Hahnemann hat diese Zubereitungsweise «potenzieren», «dynamisieren» genannt im Hinblick auf die Veränderung der Wirkungen der Substanz. Wenn man die Zubereitungsweise als solche, als Methode ihrer eigenen Wesensart gemäß bezeichnen will, so kann man sie als *Stufen,* Stufung bezeichnen. Das Stufen ist eine Behandlungsart der Stoffe, ein Einwirken auf die Substanz wie Schmelzen oder Digerieren, das neue Eigenschaften der Substanz zum Vorschein bringt. Diese treten dann bei der arzneilichen Anwendung der Potenzen oder im biologischen Versuch (Pflanzenversuch) in Erscheinung.

Wenn man die durch das Stufen bewirkten Veränderungen erkennen will, so hat man zunächst die Wirkung dessen, was man Verdünnung nennen kann, zu beachten. Bei der Herstellung von Dezimalpotenzen ist von der Ausgangssubstanz in der 6. Potenz nur noch ein Millionstel, in der 12. Potenz ein Billionstel, in der

25. oder 30. nach den heute gültigen physikalischen Anschauungen überhaupt kein materielles Partikel mehr vorhanden. Dem steht die Tatsache gegenüber, daß auch in diesen Potenzen die spezifische Wirkung der Ausgangssubstanz vorhanden ist. Wenn ich eine Potenzreihe von 30 Stufen habe, so zeigt die Erfahrung, daß in allen Stufen, wenn als Ausgangssubstanz Arnika oder Quarz vorlag, die spezifische Arnika- oder Quarzwirkung vorhanden ist. Jeder mit solchen Heilmitteln arbeitende Arzt kennt die charakteristische Wirkung von Arnika oder Quarz und wendet sie entsprechend therapeutisch auch in Hochpotenzen an. Durchgängig ist die Spezifität der Ausgangssubstanz vorhanden, auch dort, wo rechnerisch keine Materie mehr existiert. Was heißt das: Es ist keine Materie mehr vorhanden? Das Hauptcharakteristikum der Materie ist die Masse, die als Gewicht (evtl. nur rechnerisch) faßbar ist. Die Tatsache der Wirkung der Potenzen über die durch die Loschmidt- oder Avogadro-Zahl errechnete Grenze (ca. 23. Potenz) hinaus nötigt zu der Einsicht: Es gibt zwei Phasen der Substanz, eine wägbare, ponderable und eine imponderable. Man kann sagen: Am Anfang ist Arnika in einem wägbaren, ponderablen Zustand vorhanden, in den hohen Potenzen in einem unwägbaren, imponderablen. *Potenzieren ist das Überführen der Substanz vom ponderablen in den imponderablen Zustand.*

Man steht damit vor einem bisher unbekannten, unbeachteten Phänomen. Um es zu begreifen, ist es nötig, genau zu beobachten, was bei der Verdünnung mit der Substanz geschieht. Sicher ist Verdünnen kein chemischer Eingriff. Was dann? Es wird die Substanz verteilt. Sowohl Hahnemann wie Steiner weisen auf den entscheidenden Vorgang hin: «Ihre [der Substanz] kleinsten Teilchen werden mittels Zwischentritt einer indifferenten Substanz trockener oder flüssiger Art von einander getrennt.» (Hahnemann) «Das Aggregieren, die Kohärenz des Stoffes wird aufgehoben.» (Steiner)

Der Kohärenz und ihrer Überwindung wird in der heutigen Wissenschaft keine besondere Beachtung geschenkt. Es ist aber der grundlegende Vorgang beim Potenzieren, der exakt erkannt werden muß. Die beiden zitierten Sätze von Hahnemann und Steiner schildern den Vorgang zutreffend und genau, aber sie gehen nicht auf die dabei wirksamen Kräfte ein. Diese sind aufzusuchen. Der Zusammenhalt, die Kohärenz, das Aggregieren ist eine Wirkung elektromagnetischer Kräfte, von Kräften also, die mit der Masse zusammenhängen und nach Potentialen berechnet werden können. Man kann nun ihre Überwindung nicht bloß durch mechanisch wirkende Kräfte erklären. Mechanische Kräfte sind letztlich auch Massenkräfte. Bei der Verreibung, also mittels Zwischentritts eines trockenen Mediums, wirken offensichtlich zunächst mechanische Kräfte. Bei einer wäßrigen Verdünnung wird aber deutlich, daß nicht nur mechanische, sondern noch andersartige Kräfte wirken. Man beachte dazu die Phänomene bei der Auflösung eines Salzkristalls im Wasser, z.B. eines Kaliumpermanganat-Kriställchens. Der Salzkristall fällt in die Flüssigkeit und löst sich darin auf, d.h. er verschwindet in seiner ursprünglichen Form. Dafür ist nach einiger Zeit die ganze Flüssigkeit gleichmäßig gefärbt. Welche Kräfte wirken hier? Wenn man sagt: Das Wasser löst das Salz auf, so ist das nicht genau erfaßt. Die Wirkung des Wassers als flüssiges Medium ist gegeben durch das Prinzip des Auftriebs, das Archimedische Gesetz. Das ist die eigentliche Wasserwirkung, die allein wirkt, wenn es sich um einen unlöslichen Körper handelt. Bei einem löslichen Salz tritt nun eine trennende, verteilende Kraft hinzu, die nicht mit dem Auftrieb bzw. dem Gewicht zusammenhängt, sondern die deutlich von der Schwerkraft unabhängig ist. Das drückt sich darin aus, daß das Salz in der Flüssigkeit homogen verteilt ist. Homogen bedeutet die gleichmäßige Verteilung der Salzpartikel (Moleküle, Ionen), d.h. oben und unten im Gefäß sind gleichmäßig viele vorhanden. Das ist nur möglich, weil für sie die Schwerkraft überwunden ist. Diese lösende Anti-Schwere-Kraft erfaßt die Salzsubstanz nicht nur mit einer zerteilenden (also etwa pulverisierenden) Kraft, sondern auch mit einer ausdehnenden, antizentrischen Tendenz. Man muß sich die Vorstellung einer Wirksamkeit bilden, die das Gegenteil des Konzentrierens ist, welches zum Zusammenhalt, zur Kohärenz des Stoffes führt. Rudolf Steiner, der als erster auf die Existenz solcher Kräfte hingewiesen und sie beschrieben hat, nennt sie Universalkräfte oder ätherische Kräfte, im Gegensatz zu den Zentralkräften, die die in der Physik bekannten und in der Technik angewandten Kräfte sind.[6] Die Zentralkräfte (Schwerkraft, Elektrizität usw.) lassen sich alle durch Zurückführung auf ein Zentrum darstellen, von einem Potential aus berechnen und messen. Die Universalkräfte, deren Ursprung, mathematisch gesprochen, in der Peripherie, in der unendlich fernen Ebene liegt, wie der der Zentralkräfte im Gravitationszentrum, erlauben keinen Rechnungsansatz und keine Messung mit den heute bekannten Meßmethoden. Das ist wohl mit ein Grund, warum sie in der heutigen Physik unbekannt sind, obschon sie in vielen Erscheinungen anschaulich sind, wie z.B. im sogenannten negativen Geotropismus der Pflanzen, der die Überwindung der Schwerkraft durch die zur Peripherie strebenden Pflanzen augenfällig zeigt. Diese imponderablen Universalkräfte treten beim Stufen, beim Potenzieren in Erscheinung und machen die Wirksamkeit der Hochpotenzen, die sonst unbegreiflich ist, verständlich.

Diese bei der Auflösung des Salzkristalls auftretenden Kräfte sind auch in den Verreibungen wirksam. Die Gleichartigkeit von trockener und nasser Stufung zeigt sich ebenso darin, daß man vom trockenen zum nassen Medium übergehen kann und daß nasse Potenzen durch Befeuchten von Streukügelchen in diesen bewahrt werden können. Es ist eine überhaupt noch nicht gewürdigte Leistung Hahnemanns, daß es ihm gelungen ist, durch Verreiben unlösliche Stoffe, wie metallisches Gold oder Quarz, löslich zu machen. Es sind gerade solche Tatsachen, die einen zünftigen Wissenschaftler zur Ablehnung oder zum Hohn bringen können, weil sie eben auf andersartige Substanzeigenschaften hinweisen, die nach der heutigen Materieauffassung unmöglich sind. Die weitere Folge der durch das Potenzieren zutage getretenen Phänomene ist die Nötigung, sich eine Substanz nicht nur als Materie im Sinne der physikalischen Masse und der Zentralkräfte vorzustellen, sondern ebenso bedingt durch die Universalkräfte – ja, es wird nötig, die ganze Natur so anzuschauen, d.h. sie von diesen zwei Kräftearten konstituiert zu denken.

Die Notwendigkeit dieser neuen Anschauung hat Rudolf Steiner mehrfach dargestellt. Im ersten Vortrag seines ersten naturwissenschaftlichen Kurses[7] formuliert er sie so:

«Wo ist etwas vorhanden, wo nur Zentralkräfte wirken nach Potentialen, und wo ist das andere vorhanden, wo Universalkräfte wirken, die nicht nach Potentialen sich berechnen lassen? Man kann eine Antwort darauf geben, aber diese beweist sogleich, auf welche wichtigen Gesichtspunkte man dabei rekurrieren muß. Man kann sagen: Alles das, was der Mensch an Maschinen herstellt, was aus den Elementen der Natur heraus kombiniert ist, dabei findet man rein abstrakt Zentralkräfte nach ihrem Potential. Was aber, auch Unlebendiges, in der Natur draußen ist, läßt sich trotzdem nicht restlos nach Zentralkräften beobachten. Das gibt es nicht; das geht nicht auf. Sondern es handelt sich darum, daß überall, wo man es zu tun hat mit nicht künstlich vom Menschen Hergestelltem, ein Zusammenfluß stattfindet zwischen Zentralkraftwirkungen und Universalkraftwirkungen. Man findet im ganzen Reich der sogenannten Natur nichts, was im wahren Sinne des Wortes unlebendig ist, außer dem, was der Mensch künstlich herstellt, sein Maschinelles, sein Mechanisches.»

Mit der Erkenntnis der Zentral- und Universalkräfte, der Ponderabilien und Imponderabilien, sind die notwendigen, erweiterten Grundlagen für das Verständnis des Potenzierens gegeben.

Man kann jetzt nochmals die drei Phasen der Potenzentstehung betrachten. Die erste Phase, wie sie beschrieben worden ist, erfordert keine weitere Erklärung. Sie ist der begründende Akt, der als solcher sich wiederholt und dadurch in die Gesetzmäßigkeit der Zahlenreihe eintritt. Das Verhältnis zur Verdünnung, d.i. das Maß der Verdünnung, kann frei gewählt werden, 1 : 10, 1 : 100 oder ein anderes. In einer Potenzreihe soll jedoch das gleiche Maß beibehalten werden. Pflanzenwachstumsversuche mit Potenzreihen verschiedener Stufengröße ergaben vergleichbare Kurven, bei denen bloß das Niveau verschieden hoch lag. Dieses Ergebnis ist bedeutsam, weil es zeigt, daß nicht die mathematisch errechenbare Verdünnung ausschlaggebend ist, sondern die Zahl der Schritte, der

Stufen. Es ist somit eine C 15- (centesimale) einer D 15- (dezimalen) Potenz vergleichbar. Wilhelm Pelikan hat experimentell nachgewiesen, daß das Verhältnis 1 : 10 am wirksamsten ist. Das hängt wohl mit dem Geheimnis der Dekade, 1 + 9, zusammen. Die fast ausschließliche Verwendung der C-Potenzen durch Hahnemann ist wahrscheinlich durch praktische Gründe bedingt, da sich eine Verdünnung 1 : 100 leichter handhaben läßt.

Die dritte Phase der Potenzherstellung, das Schütteln oder Verreiben, dient dem Mischungsverhalten von Substanz und Medium. Rudolf Steiner hat Lili Kolisko auf ihre Frage hin angegeben, daß es dabei darum gehe, die beiden Anteile zu homogenisieren. Damit wird deutlich, daß es sich nicht um einfache Mischung handelt, sondern daß die oben beschriebene, in der Homogenität wirkende Universalkraft zur Wirksamkeit gebracht werden muß. Für das Homogenisieren gibt es ein Optimum. Kolisko hat die experimentelle Methode gefunden, dieses Optimum zu bestimmen.[8] Das Optimum des Schüttelns ist je nach der Substanz verschieden und liegt für pflanzliche Ausgangsstoffe meist zwischen 2 bis 2 ½ Minuten, bei mineralischen Stoffen bei 4 Minuten.

Es gibt keine Möglichkeit, eine Potenz über das Optimum hinaus zu steigern. Das ist wichtig, weil dann, wenn das Optimum erreicht ist, die Arzneiwirkung von der Güte und Beschaffenheit der Ausgangssubstanz abhängt.

Wenn nach den bisherigen Darlegungen das Potenzieren ein Überführen der Substanz aus dem ponderablen in den imponderablen Zustand ist, also die ponderable Substanz «weggeschafft» wird, so erhebt sich die Frage: Wie ist das möglich, und wie wird der imponderable Zustand überhaupt festgehalten und handhabbar? Hahnemann hat die immaterielle, also imponderable, rein dynamische Natur der Arzneimittelwirkungen der Hochpotenzen genau erkannt und auch die aufgeworfene Frage beantwortet:

«Durch diese Mechanische Bearbeitung [= Potenzierung], wenn sie nach obiger Lehre gehörig vollführt worden ist, wird bewirkt, daß die, im rohen Zustande sich uns nur als Materie, zuweilen selbst als unarzneiliche Materie darstellende Arznei-Substanz, mittels solcher höheren und höheren Dynamisationen, sich endlich ganz zu geistartiger Arznei-Kraft subtilisiert und umwandelt, welche an sich zwar nun nicht mehr in unsere Sinne fällt, für welche aber das arzneilich gewordene Streukügelchen, schon trocken, weit mehr jedoch in Wasser aufgelöst, der *Träger* wird und in dieser Verfassung die Heilsamkeit jener unsichtbaren Kraft im kranken Körper beurkundet.»[9]

Rudolf Steiner gibt zu dieser Auffassung Hahnemanns, daß das Medium der Träger der Wirkung sei, die weiterführende Erkenntnis: «Das Medium hat durch die Zubereitung eine andere Konfiguration bekommen.» Die Substanz zeigt anfänglich die Eigenschaften ihres ponderablen Zustandes.

«Indem ich sie immer mehr verdünne, potenziere, komme ich zuletzt auf den Nullpunkt, wo sich die Wirkungen dieser Substanz in ihrem ponderablen Zustand nicht mehr äußern. Gehe ich dann noch weiter, so ist es nicht so, daß einfach die ganze Geschichte verschwindet, sondern es ist so, daß das Entgegengesetzte auftritt und daß dann in das umliegende Medium das Entgegengesetzte hineingearbeitet wird. [...] Gerade so wie ich ein Anderer werde, wenn ich vom Vermögen übergehe zum Schuldenmachen in dem äußeren sozialen Leben, so geht die Substanz in ihren entgegengesetzten Zustand über und verleiht dann diesen ihren entgegengesetzten Zustand, den sie früher in sich gehabt hat, ihrer Umgebung.»[10]

Das Medium hat eine andere Konfiguration bekommen. Stofflich, ponderabel ist nichts mehr vorhanden, und doch ist das Spezifische der Ausgangssubstanz im Medium anwesend. Erst die allerneueste Physik hat Gedanken entwickelt, die eine solche immaterielle Wirkung vorstellbar machen können. In ihrer Ausdrucksweise könnte man sagen: Das Medium ist Träger der Information Arnika geworden.[11] Das ist zunächst eine heute physikalisch mögliche Vorstellung; wie sie geisteswissenschaftlich zu fassen ist, wird später dargestellt.

Durch das Potenzieren wird die Substanz in ihren entgegengesetzten Zustand übergeführt, der nun mit der Konfiguration des

Mediums zusammenhängt. Diese Überführung geschieht jedoch nicht gradlinig. Äußerlich gesehen reiht sich eine Potenz an die andere in einer gleichmäßigen Aufeinanderfolge. In einer solchen Potenzreihe von z.B. 30 Potenzen verbergen sich aber drei Zustände, durch die die Substanz hindurchgeführt wird.

«Potenzieren Sie, so kommen Sie zunächst an einen Nullpunkt. Jenseits dessen liegen Gegenwirkungen. Aber das ist noch nicht alles, sondern Sie können jetzt innerhalb desjenigen Weges, der jenseits dieses Nullpunktes liegt, wieder zu einem Nullpunkt kommen, der nun für diese entgegengesetzten Wirkungen wieder ein Nullpunkt ist. Dann können Sie, indem Sie über diesen Punkt hinausgehen, zu noch höheren Wirkungen kommen, die zwar in ihrer Richtung wiederum in der ersten Linie liegen, die aber ganz anders geartet sind.»[12]

Nun muß man einmal fragen: Was sind das, «entgegengesetzte Wirkungen», «entgegengesetzte Zustände»? Man nehme einmal als Ausgangssubstanz Quarz oder Arnika. Die haben ihre Eigenschaften. Was sind nun die entgegengesetzten Eigenschaften? Zunächst hat man in den Potenzen D 6, D 15 oder D 30 der erwähnten Stoffe nichts Entgegengesetzes, man hat immer Arnika- oder Quarzwirkung. Worauf bezieht sich dann die Entgegensetzung? Es muß eine generelle Eigenschaft der Substanzen sein, denn diese Umkehrung gilt für alle Ausgangsstoffe. Rudolf Steiner gibt die entgegengesetzten Wirkungen an. Für den ersten Bereich des Potenzierweges – die zwei Nullpunkte teilen den ganzen Weg in drei Abschnitte – ist es «das Aggregieren, die Kohärenz des Stoffes», das Zusammenhalten des Stoffes. Dieses wird zum Verschwinden gebracht. Was ist nun der Gegensatz zum Zusammenhalten? Das Strahlen, das Ausstrahlen. Rudolf Steiner: «Dann bekommt die Substanz die Eigenschaft, ihre früheren Eigenschaften in ihre Umgebung hinein zu strahlen.» Im zweiten Abschnitt der Potenzierungsreihe hat also die Substanz eine ausstrahlende Eigenschaft. Was ist nun der Gegensatz zum Ausstrahlen im dritten Bereich? Wiederum etwas dem Zusammenhalten Ähnliches, ein Bewahren, ein Konfigurieren. «Das Medium bekommt eine andere Konfiguration.» Dadurch wird der volle

Gegensatz des ersten und dritten Bereiches deutlich: In beiden besteht eine Konfiguration: die durch die Kohärenz bedingte Konfiguration des Stoffes und die Konfiguration des Mediums. Worin besteht nun der Gegensatz? In der kohärenten Konfiguration ist der Stoff ponderabel; in der zweiten Konfiguration hat die Substanz ihr Gewicht verloren, sie ist imponderabel. Der mittlere Bereich ist eigentlich ein Übergangschaffendes vom ersten zum dritten. Er schafft einen Ausgleich zwischen dem Ponderablen und Imponderablen, er hat selbst keine Struktur, er ist übergehend, beweglich, merkurial. Es ist der Bereich des Ineinanderwirkens von Substanz und Medium. Nach dem ersten Nullpunkt fängt die Substanz an, «in die Umgebung hineinzustrahlen und das Mittel, mit dem ich sie behandle, in der entsprechenden Art anzuregen». Das vollzieht sich durch den ganzen mittleren Bereich hindurch. An seinem Ende ist die Substanz völlig in das Medium hineingegangen, verschwunden. Das Medium ist zum Träger der Imponderabilien geworden.

Das unterschiedliche Verhalten der Substanz in den verschiedenen Potenzbereichen ist nicht durch eine Untersuchung der Potenzen selbst feststellbar, sondern durch ihre Wirkungen auf den lebenden Organismus. Rudolf Steiner hat, die oben zitierten Angaben abschließend, darauf hingewiesen, daß es eine schöne Aufgabe wäre, die Wirkungen, die sich bei der Potenzierung herausstellen, in gewissen Kurven darzustellen. Er beschreibt das Prinzip einer solchen Kurve, die, durch zwei Nullpunkte getrennt, drei verschiedene Wirkungsbereiche umfaßt, die niederen, die mittleren und hohen Potenzen. Schematisch würde ein solche Kurve so aussehen:

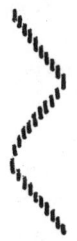

Die von Rudolf Steiner gegebene Anregung wurde aufgegriffen. Bereits 1923 erschien die Arbeit *Physiologischer und physikalischer Nachweis der Wirksamkeit kleinster Entitäten* von Lili Kolisko. Frau Kolisko hatte, an einer anderen Aufgabe Rudolf Steiners arbeitend, nach seinem Ratschlag eine Methode entwickelt, um die Wirkung der Potenzen im Pflanzenversuch an keimenden Weizenkörnern nachzuweisen. Diese Methode ist beschrieben im Beitrag von Jürg Himmelsbach (S. 103ff.). Die Versuche, die Kolisko selbst durch Jahrzehnte fortgesetzt hat, sind zum Ausgangspunkt einer ausgedehnten experimentellen Forschung einer großen Anzahl von Wissenschaftlern seit nun über einem halben Jahrhundert geworden. Die dabei gefundenen Resultate haben die Angaben Rudolf Steiners bestätigt. Das ist ein bedeutungsvolles Ergebnis: Was Rudolf Steiner geisteswissenschaftlich erforscht hat, ist experimentell bewahrheitet worden. Durch die Arbeit Koliskos und der anderen Forscher ist der Nachweis der Wirkung potenzierter Substanzen vom Menschen und dem Krankheitsgeschehen losgelöst und statt dessen an Objekten, denen man keine psychologische oder andere Täuschung vorwerfen kann, demonstriert und nachprüfbar gemacht worden. Das bedeutet: Nach hundertsiebzig Jahren homöopathischer Erfahrung, befruchtet durch die Ideen Rudolf Steiners und bewiesen durch die experimentellen Arbeiten seiner Schüler, ist das Potenzieren als technische Methode des Stufens und in seinen biologischen Effekten eine völlig gesicherte Tatsache. Es gilt jetzt, sie in die Wissenschaft einzuordnen bzw. die Wissenschaft bis zu ihrem Verständnis zu erweitern.

Die experimentell gefundenen Kurven zeigen die von Rudolf Steiner vorausgesagten zwei Nullpunkte, durch die drei Wirkungsbereiche entstehen, die dem entsprechen, was oben theoretisch dargestellt wurde: dem ponderablen, mittleren und imponderablen Bereich.

Die Gegensätzlichkeit der Wirkungen des ersten und dritten Bereichs kommen durch die Pflanzenwachstumsversuche nicht zur Anschauung. Man müßte da wohl noch genauere und feinere Unterscheidungen im Wachstum berücksichtigen. Sie werden aber in überzeugender Weise sichtbar in den Kristallisationsversuchen von Selawry (siehe im Beitrag von Jürg Himmelsbach S.126), wo gegensätzliche Formtendenzen in den Tief- und Hochpotenzen auftreten.

Die Kurven zeigen auch, was Rudolf Steiner einen *rhythmischen Prozeß* nennt. In dem Kurs von 1920 sagte er:

«In der Natur beruht alles im Grunde genommen auf rhythmischen Prozessen.»[13]

Er weist damit auf etwas Unbekanntes hin, das mit den heutigen naturwissenschaftlichen Vorstellungen schwer zu fassen ist. Doch kann die experimentelle Bestätigung seiner anderen Angaben über das Potenzieren geneigt machen, auch auf diese ungewohnte Anschauung einzugehen.

«Wenn Sie sich die Eigenschaften irgend eines Stoffes denken, so wie diese Eigenschaften des Stoffes sind, die zur Wirksamkeit führen, wenn er uns in irgend einer Weise vorliegt, so haben Sie zunächst dasjenige, was, wenn es vom Organismus überwunden wird, wie es bei der Verdauung geschieht, also aufgenommen wird in die untere menschliche Tätigkeit. Nun kann man aber auch, wenn ich so sagen darf, homöopathisieren. Man kann das Aggregieren, die Kohärenz des Stoffes aufheben. Das geschieht, wenn man den Stoff in irgend einer Weise verdünnt, wenn man, wie gesagt, homöopathische Dosen macht. Sehen Sie, da tritt etwas zutage, was überhaupt in unserer gegenwärtigen Naturwissenschaft nicht ordentlich betrachtet wird, und die Menschen sind so geneigt, alles abstrakt zu betrachten. Daher sagen sie, wenn wir hier eine Lichtquelle haben, dann breitet sich Licht nach allen Seiten aus, und sie stellen sich vor – sie stellen sich das auch vor von der Sonne –, daß sich das nach allen Seiten ausbreite und dann verschwinde, verschwinde in der Unendlichkeit. Das ist aber nicht wahr. Nirgends verschwindet eine solche Tätigkeit in der Unendlichkeit, sondern sie geht nur bis zu einer begrenzten Sphäre, und dann schlägt sie wie elastisch zurück, wenn auch die Qualität, das Quale, oftmals verschieden ist von dem, was das Quale vom Hingang ist. Es gibt in der Natur nur rhythmische Verläufe, es gibt nicht in die Unendlichkeit verlaufende Verläufe, es gibt nur dasjenige, was rhythmisch wiederum in sich selbst zurück schlägt. – Das ist nicht nur bei den quantitativen Ausbreitungen der Fall, sondern das ist auch bei den qualitativen Ausbreitungen der Fall. Wenn Sie anfangen, einen Stoff zu teilen, so hat er zunächst beim Ausgangspunkt Eigenschaften. Diese Eigenschaften nehmen nicht ins Unendliche ab, sondern, wenn man bei einem bestimmten Punkte angekommen ist, schlagen sie zurück und werden die entgegengesetzten Eigenschaften.»[14]

In einem späteren Vortrag dieses Kurses greift Rudolf Steiner dieses Thema nochmals auf. Er schildert, wie beim Potenzieren die ponderablen Eigenschaften der Substanz bis zu einem Nullpunkt kommen, wo sie sich als Ponderables nicht mehr äußern, wie dann das Entgegengesetzte auftritt und in das Medium hineingearbeitet wird. Der rhythmische Prozeß beim Potenzieren ist somit das stufenweise Verändern der Substanzeigenschaften in ihrem Durchführen durch Nullpunkte, wonach jeweils andere Qualitäten auftreten. Das Schütteln oder Verreiben ist in diesem Sinne keine rhythmische Angelegenheit. Ebenso ist der Ausdruck «rhythmische Verdünnung», womit der Aufstieg von Stufe zu Stufe gemeint ist, eine unzutreffende Bezeichnung, wie man das Aufeinanderfolgen der Ganzzahlen auch nicht rhythmisch nennen kann.

Das führt dazu zu beachten, daß es außer rhythmischen Prozessen noch rhythmische Vorgänge, die gewöhnlichen Rhythmen gibt. Die heutige Wissenschaft kennt das, was Rudolf Steiner rhythmische Prozesse nennt, nicht. Der Hingang einer Tätigkeit oder Qualität nur bis zu einer begrenzten Sphäre und das rhythmische Zurückschlagen in sich selbst ist heute unbekannt. Wohlbekannt ist das, was man gemeinhin Rhythmus nennt: Pulsrhythmus, Sonnenrhythmus, Zusammenziehen – Ausdehnen, Verhältnisse wie 1 : 4. Diese Rhythmen sind Verhältnisse von zwei Polaritäten, die durch Bewegung, Tätigkeit zusammengehalten werden. Diese Polaritäten verändern sich nicht; die Tätigkeit ist meist eine sich wiederholende. Rhythmische Prozesse wiederholen sich nicht, sie sind gerichtet, nicht umkehrbar. Jedes Glied ist vom anderen verschieden. Beim Potenzieren folgen einander der untere Bereich, der mittlere und der hohe mit anderen Eigenschaften. Rhythmische Prozesse sind substanzgebunden, verändern die Substanz. Rhythmischen Vorgängen dient die Substanz nur als Unterlage, als Vehikel. Der Rhythmus 1 : 4 kann sich mit den verschiedensten Substanzen verbinden. Solche Rhythmen sind halbgeistig.[15] Es gibt noch eine dritte Art von Rhythmus: Rhythmen, bei denen die Tätigkeit zwischen einem Mehr oder Weniger, zwischen einem Maximum und einem Minimum schwankt, wie bei einer Wasserwelle. Dazu gehören z. B. die vielen sogenannten physiologischen Rhythmen, der Leberrhythmus, der Blutzuckerrhythmus usw. In jedem Rhythmus ist Tätigkeit, Bewegung, nur auf verschiedene Weise: Im rhythmischen Prozeß verändern sich die Eigenschaften der Substanz; im eigentlichen Rhythmus verbindet sie Polaritäten; in der dritten Form nimmt sie selbst zu und ab. Diese drei Rhythmusarten ordnen sich dem dreigliedrigen Menschenorganismus zu: die rhythmischen Prozesse dem oberen, Kopfmenschen; die zu- und abnehmenden dem unteren, Stoffwechselmenschen; die eigentlichen Rhythmen dem mittleren, rhythmischen Menschen.

Das Potenzieren, das Stufen, also der rhythmische Prozeß, führt die Substanzen durch drei Bereiche, in denen jeweils unterschiedliche Eigenschaften und Kräfte des Stoffes zum Vorschein kommen. Es kann jede natürliche Substanz potenziert werden, d.h. man kann erkennen: Die drei Zustände sind allgemeine Prinzipien, die aus jedem Stoff herausgeholt werden können. Sie sind in jeder Substanz in irgendeiner Weise vereinigt. Ob auch rein synthetische Stoffe potenziert werden können, muß experimentell untersucht werden.

Die drei Eigenschaften und Kräftebereiche sind bisher nur vage als ponderabler, imponderabler und mittlerer Zustand bezeichnet worden. Kann man sie deutlicher charakterisieren? Auch da helfen die Angaben Rudolf Steiners weiter. Er fordert auf zu beachten, wie eine Substanz im ganzen Weltprozeß steht, wie sie sich in den ganzen kosmischen Zusammenhang hineinstellt.

Wenn man einen Stoff auf die heute übliche Weise im Laboratorium untersucht, nimmt man keine Rücksicht darauf. Man erhält dann die bekannten chemischen und physikalischen Befunde, die Stoffeigenschaften. Beachtet man den kosmischen Zusammenhang, so findet man weitere Qualitäten, die einem entgehen, solange die Stoffe nur analytisch untersucht werden. Was gemeint ist, wird deutlich, wenn man auf eine Pflanze, z.B. Arnika, schaut. Man kann die Pflanze im Labor analysieren und findet darin ihre Inhaltsstoffe. Man kann sie nun auch in der Natur beobachten. Dann erkennt man, daß sie in einen großen Gegensatz hineingestellt ist, der sich in ihrer Erscheinung und Gestalt wie in ihrem inneren Verhalten zeigt: Durch die Wurzel ist sie verbunden mit der Erde, durch Sproß und Blatt, vor allem durch Blüten und Samen ist sie hingegeben an den Umkreis, an die Atmosphäre und an die Kräfte, die aus dem kosmischen Bereich stammen. Sie ist hineingestellt in den Gegensatz von Erde und Kosmos, von tellurischen und außertellurischen Wirkungen; sie verbindet sich durch die Verwurzelung mit den Kräften, die zum Mittelpunkt streben, und zeigt durch ihr Wachstum und besonders durch die Blüten- und Samenbildung, daß sie auch anderen Kräften folgt, die diese zentrischen Kräfte überwinden und die zur Peripherie streben.

Diese peripheren Kräfte haben ihre deutlichste Erscheinung im Licht, die zentrischen in der Schwere, und man kann von einem die ganze Natur durchziehenden Gegensatz von Schwere und Licht sprechen. Es ist der Gegensatz von Ponderablem und Imponderablem. Da hinein ist die Pflanze gestellt. Die Wurzel hat Anteil an der Schwere, dem Zentrischen, die Blütenregion nimmt die imponderablen Kräfte auf. Die zentrischen Kräfte sind die von Physik und Chemie erforschten Entitäten, die oben Zentralkräfte genannten Kräfte. Die peripheren Kräfte, die Imponderabilien, sind unbeachtet und unerforscht von der Laboratoriumswissenschaft. Es sind die Universalkräfte oder ätherischen Kräfte. Ihre Art und Beschaffenheit ist durch Rudolf Steiner grundsätzlich erforscht und dargelegt worden. In den sieben Jahrzehnten seither ist auf den verschiedensten Gebieten anthroposophischer Tätigkeit eine Fülle von experimentellen Nachweisen und Handhabungen dieser imponderablen Kräfte erarbeitet worden, so daß sie heute ein gesichertes wissenschaftliches Faktum darstellen.[16]

In diesen Gegensatz von ponderablen und imponderablen Kräften ist die Pflanze hineingestellt, und es entstehen dadurch an ihr drei Bereiche: der Wurzelbereich, der Blüten-Samen-Bereich und dazwischen ein ausgleichender, der Blattbereich. Diese zwei polarischen Kräftebereiche, der zentrische und der peripherische, und ein ausgleichender, gleichgewichthaltender dazwischen durchziehen die gesamte außermenschliche Natur, auch die anorganische, mineralische, als drei Bildungsimpulse, als drei Wirkungsweisen. Es sind ganz ungewohnte Zusammenhänge, die da zu beachten sind. Wie es in der Pflanze einen Bereich gibt, wo sie sich der Schwere, zugleich dem Lichtlosen hingibt – die Wurzel –, und einen, wo sie die Imponderabilien aufnimmt und verinnerlicht – die Blütenregion –, sowie einen, der als Vermittler dazwischensteht – die Blattregion –, so gibt es auch drei Typen der mineralischen Wirksamkeit: den Kräftebereich der Salzbildung, den der Verinnerlichung der Imponderabilien im Phosphor-Sulfur-Prozeß und einen ausgleichenden im Merkurialprozeß. In älteren Zeiten, als man noch nicht unsere chemisch-physikalischen Untersuchungsmethoden und Gedanken hatte und deshalb vor allem auf das Darinnenstehen der Substanzen im Naturganzen schaute, wurden diese drei Naturprinzipien mit dem Namen Sal, Merkur, Sulfur bezeichnet. Es wurde bei Sal hingeschaut auf den Lösungsprozeß, wie alles Salzartige sich lösen und sich aus der Lösung ausfällen kann; wie es sich durch die Schwere hingibt an die Umgebung und daß es frei ist von den Imponderabilien. Das Entgegengesetzte ist bei dem «Sulfur» der Fall. «Es sind diejenigen Substanzen, die gewissermaßen das Imponderable, namentlich das Licht, aber auch anderes Imponderable, die Wärme und dergleichen, verinnerlichen, und zu ihrem innerlichen Eigentum machen. Und alte […] Erkenntnisse haben wirklich nicht ganz unberechtigt den Phosphor als Lichtträger bezeichnet, weil sie ganz richtig gesehen haben, daß er das Imponderable, das Licht, wirklich trägt. Dasjenige, was das Salz von sich weghält, das trägt dieser Phosphor in sich.» Zwischen dem salzartig Wirkenden und dem phosphorisch-sulfurisch Wirkenden steht das merkurialisch Wirkende. «So wie der Mensch ein dreigliederiges Wesen ist – das Nerven-Sinnes-Wesen, das Zirkulationswesen, das

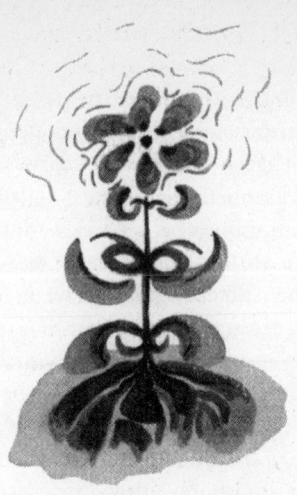

Stoffwechselwesen –, so wie das Zirkulationswesen vermittelnd steht zwischen dem Stoffwechsel und der Nerven-Sinnes-Tätigkeit, so steht vermittelnd in der äußeren Natur alles dasjenige, was weder in starkem Maße sich hingibt wie das Salzartige, noch auch im starken Maße Imponderabilien in sich verinnerlicht, sondern was die Waage hält zwischen diesen beiden Tätigkeiten, indem es sich in der Tropfenform ausleben will. Denn im Grunde genommen ist das Merkuriale immer dasjenige, was durch seinen inneren Kräftezusammenhang zur Tropfenform neigt.»[17]

Wenn man die Bezeichnung der drei Typen aus dem Mineralischen nimmt, so kann man die drei Bildungsimpulse des Pflanzlichen auch damit bezeichnen: den Verwurzelungsprozeß als Sal; Blüten und Samen, alles was hinneigt zur Verinnerlichung der Imponderabilien, als Sulfur. Merkurial ist der Blattbereich als vermittelnde Tätigkeit zwischen dem nach aufwärts strebenden Blütigen, Fruchtigen und dem nach unten Wurzelnden – als zwischen Schwere und Licht das Gleichgewicht Suchende.

Damit sind die drei die ganze Natur durchziehenden Naturprinzipien skizzenhaft dargestellt. Was hat das alles mit dem Potenzieren zu tun? Was wir so begrifflich unterscheiden, ist in den Natursubstanzen stets miteinander verbunden. In jeder Substanz sind diese drei Prinzipien, Sal, Merkur, Sulfur, ineinandergefügt. Und *Potenzieren ist ein Herausarbeiten dieser drei Naturprinzipien.* Wird eine Substanz potenziert, so erhält man eine Sonderung der drei Wirkensbereiche, und zwar holen die niederen Potenzen das Salprinzip, die mittleren das Merkur- und die hohen das Sulfurprinzip heraus. Damit wird angebbar, was in den verschiedenen Potenzen eines Heilmittels, das ich verwende, vorliegt: in Aurum D 6 salhaftes Gold, in Aurum D 15 merkuriales und in Aurum D 30 phosphorisch-sulfurisches Gold. Ebenso wird nun auch geklärt, was oben (S. 49) Information genannt worden ist. Das Medium ist nicht Träger einer Information, sondern es trägt die Substanz in ihrem imponderablen, sulfurischen Zustand.

Was aber gewinne ich dadurch, daß ich die drei Prinzipien trennen und einzeln anwenden kann? Die Antwort darauf führt ins Zentrale des Heilens. Dazu ist zunächst die Tatsache ins Auge zu fassen, daß der Mensch ein dreigliedriges Wesen ist nach Leib, Seele, Geist. Auch der Leib des Menschen ist dreigliedrig. Rudolf Steiner hat erstmals 1917 in dem Buche *Von Seelenrätseln*[18] diese leibliche Dreigliederung dargestellt und in der Folgezeit immer wieder beschrieben. Der Menschenleib ist nach drei Prinzipien gegliedert: in das Nerven-Sinnes-System, das Stoffwechsel-Gliedmaßen-System und dazwischen das rhythmische, das Herz-Lungen-System. Es sind das nicht rein anatomisch zu unterscheidende Regionen, sondern drei verschiedene Kräfte- und Funktionsbereiche, die sich zueinander verhalten wie in der Natur die drei Prinzipien Sal, Merkur, Sulfur. Es besteht auch tatsächlich diese Beziehung, «daß *die außermenschliche Welt in ihrer Dreigliederung nach den drei Naturprinzipien entspricht dem dreigliedrigen Menschen*».

Was aber bedeutet das für den Menschen und vor allem für das Heilen des Menschen? Die hier nötigen Einsichten liegen für den modernen Menschen sehr fern, ja sie können ihm ganz unwahrscheinlich vorkommen. Das wären sie nicht für Hahnemann.

Durch seine genaue, hingebungsvolle Beobachtung der Krankheit und der Heilungsvorgänge war er innig vertraut mit den Heilungskräften der Substanzen. Und es war ihm klar geworden, daß diese Heilungskräfte nicht die gewöhnlichen physikalisch-chemisch feststellbaren Eigenschaften sind. Man stellt sich heute eine Arzneiwirkung rein chemisch-physikalisch vor; die chemisch definierte Arznei tritt in Reaktion mit dem chemisch-physikalisch reagierenden Organismus. So dachte Hahnemann nicht. Er unterschied den materiellen Körper und die ihn belebende Lebenskraft:

«§ 9: Im gesunden Zustande des Menschen waltet die geistartige, als Dynamis den materiellen Körper (Organismus) belebende Lebenskraft (Autokratie) unumschränkt und hält alle seine Teile in bewunderungswürdig harmonischem Lebensgang in Gefühlen und Tätigkeiten, so daß unser inwohnende, vernünftige Geist sich dieses lebendigen, gesunden Werkzeuges frei zu dem höheren Zwecke unseres Daseins bedienen kann.»

«§ 10: Der materielle Organismus, ohne Lebenskraft gedacht, ist keiner Empfindung, keiner Tätigkeit, keiner Selbsterhaltung fähig*, nur das immaterielle, den materiellen Organismus im gesunden und kranken Zustande belebende Wesen (das Lebensprinzip, die Lebenskraft) verleiht ihm alle Empfindung und bewirkt seine Lebensverrichtungen.»

Auf diese immateriell-dynamisch wirkende und in der Krankheit gestörte Lebenskraft kann nur durch eine entsprechend dynamisierte Arzneikraft gewirkt werden. Das ist Hahnemanns Überzeugung. In Anmerkung zu § 11 schreibt er:

«Die Natursubstanzen, die sich uns als Arzneien beweisen, sind nur Arzneien, in sofern sie (jede eine eigene spezifische) Kraft besitzen, das menschliche Befinden zu ändern durch dynamische, geistartige Einwirkung (mittels der lebenden, empfindlichen Faser) auf das geistartige, das Leben verwaltende Lebensprinzip. Dynamisch,

---

* Anmerkung Hahnemanns: «Er ist tot und, nun bloß der Macht der physischen Außenwelt unterworfen, fault er und wird wieder in seine chemischen Bestandteile aufgelöst.»

wie durch Ansteckung, geschieht diese Einwirkung der Arzneien auf unser Befinden, ganz ohne Mitteilung materieller Teile der Arznei-Substanz.

Auf die beste Art dynamisierter Arzneien kleinste Gabe – wobei sich nach angestellter Berechnung nur so wenig Materielles befinden kann, daß dessen Kleinheit vom besten arithmetischen Kopfe nicht mehr gedacht und begriffen werden kann – äußert im geeigneten Krankheitsfall bei weitem mehr Heilkraft als große Gaben derselben Arznei in Substanz. Jene feinste Gabe kann daher fast einzig nur die reine, frei enthüllte, geistartige Arznei-Kraft enthalten, und nur *dynamisch* so große Wirkungen vollführen, als von der eingenommenen rohen Arzneisubstanz selbst in großer Gabe erreicht werden kann.»[19]

Hahnemann hat durch seine einfühlende Beobachtung und Erfahrung gefunden: Es gibt noch andere als die chemischen Substanz-Kräfte, und diese sind die eigentlich heilenden Kräfte, die man durch das Potenzieren erst herausholen muß.

Diese Erfahrung wird durch die Geisteswissenschaft Rudolf Steiners bestätigt. In dem angeführten Ärzte-Kurs wirft Rudolf Steiner die Frage auf:

«Gibt uns die Sinneswahrnehmung und alles, was der Sinneswahrnehmung ähnlich ist, einen Anhaltspunkt für die etwas anders gearteten Einflüsse, die vom Heilmittel auf den menschlichen Organismus ausgehen sollen? Nicht wahr, wir haben dreierlei Einflüsse auf den menschlichen Organismus im Normalzustand:

1. den durch die Sinneswahrnehmungen, der sich dann im Nerven-System fortsetzt;

2. den durch das rhythmische System, das Atmen und die Zirkulation, und

3. den durch den Stoffwechsel.

Diese drei normalen Beziehungen, die müssen irgendwie Analoga haben in den abnormen Beziehungen, die wir herstellen zwischen den Heilmitteln, die wir ja auch in irgend einer Weise aus der äußeren Natur nehmen müssen, und dem menschlichen Organismus.»

Er führt dann an vielen Tatsachen aus, «daß eine innere Verwandtschaft des Menschen besteht zu der ganzen außermenschlichen Welt». Daraus ergibt sich die Forderung, sich klar zu werden, «worauf das Heilverhältnis des Menschen zu der außermenschlichen Natur überhaupt beruht».

Und dann spricht er eine fast bestürzende Erkenntnis aus:

«Der Organismus hat in dem, was sonst die Körper der Außenwelt haben, etwas sich gegenüber, mit dem er keine Heilverwandtschaft hat, so daß er also etwas wie einen Fremdkörper in sich hineinbekommt, daß er eigentlich eine furchtbare Arbeitslast und eine Störung auferlegt bekommt, wenn man ihn beschwert mit all den Kräften, die sich dann äußern, wenn man ihm die Arznei in allopathischem Zustande beifügt. Von den Fällen, wo es unmöglich ist, dem Körper diese Homöopathisierung abzunehmen, wollen wir noch besonders sprechen.»

Steiner hatte unmittelbar vor diesen Sätzen das Verhältnis von Allopathie und Homöopathie vom Gesichtspunkt der Geisteswissenschaft aus dargestellt und da nun etwas wirklich Überraschendes ausgesprochen:

«Im Grunde genommen gibt es für dasjenige, was sich der Geisteswissenschaft herausstellt, eigentlich gar keine Allopathen. Es gibt in Wirklichkeit gar keine Allopathen, denn auch dasjenige, was allopathisch als Heilmittel verordnet wird, macht im Organismus einen Homöopathisierungsprozeß durch und heilt eigentlich nur durch diesen Homöopathisierungsprozeß. So daß eigentlich jeder Allopath eine Unterstützung findet seines allopathischen Verfahrens durch die Homöopathisierung des eigenen Organismus, der eigentlich dasjenige vollzieht, was der Allopath unterläßt: die Aufhebung des Zusammenhanges der einzelnen Teile der Heilmittel. Allerdings ist deshalb doch ein beträchtlicher Unterschied, ob man dem Organismus diese Art des Homöopathisierens abnimmt oder nicht, aus dem einfachen Grunde, weil dasjenige, was Heilprozesse im Organismus sind, wohl zusammenhängt mit den Zuständen, in die allmählich die Heilmittel kommen, wenn sie homöopathisiert sind.»[20]

Und dann folgt die oben zitierte Stelle, daß der Organismus mit dem, was sonst die Körper der Außenwelt haben, keine Heilverwandtschaft besitzt. Und er fügt hinzu:

«So sehen Sie, daß im Grunde genommen das Homöopathisieren etwas ist, was der Natur selber in einem gewissen Grade eigentlich sehr sorgfältig abgelauscht ist, wenn auch der Fanatismus dabei, wie wir auch noch sehen werden, bedeutsame Sprünge gemacht hat.»[21]

Mit diesen Einsichten hat Rudolf Steiner die Bedeutung des Potenzierens klargelegt. Sie liegt auf dem Gebiete des Heilens. *Das Potenzieren schafft ein Heilverhältnis des Menschen zur außermenschlichen Natur, indem es aus den Natursubstanzen die eigentlichen Heilkräfte herausholt.* Heilkräftig wirken die Substanzen doch nur in ihrem Sal-, Merkur-, Sulfur-Zustand.

«Es handelt sich darum, daß, damit wir mit dem Salzigen, Merkurialen, mit dem Phosphorigen den Menschen behandeln können, wir das herausbringen, daß wir es also in einer gewissen Weise abtrennen von dem, womit es verbunden ist. Und auf diesen Prozeß wurde in der älteren Chemie die größte Sorgfalt verwendet.»[22]

Dieses Herausarbeiten der drei Natur-Prinzipien war für die alten Ärzte und Pharmazeuten ein langwieriger und umständlicher Weg, der heute «versandet» ist. Man muß einen andern Weg gehen.

«Man kann dann den Weg einschlagen, den man eingeschlagen hat, nachdem der andere Weg der Alten versandet war, aber eingeschlagen hat aus einem noch deutlichen Gefühl heraus, daß ja wirklich der Mensch nicht bloß eine Retorte ist, sondern mehr ist. Und das ist der Weg, wo man einfach versucht, durch Hinnahme desjenigen, was da ist, und durch Potenzieren dessen, was da ist, die Kräfte, die den schon vorhandenen Substanzen zugrunde liegen, nutzbar zu machen. Das ist der Weg, der im wesentlichen der Hahnemannschen Richtung innewohnt, und der, ich möchte sagen, eine Art Neuaufstieg darstellt aus dem gesamten menschlichen medizinischen Streben heraus, nachdem der alte Weg bereits versandet war, indem man nichts mehr gewußt hat von irgendwelchen außertellurischen oder sonstigen Zusammenhängen.»

Indem das Potenzieren als eine Tatsache des menschlichen Organismus erkannt wurde, konnte Rudolf Steiner auch ein anderes

LICHT

SCHWERE

Konfiguration des Mediums — hohe Potenzen

Nerven-Sinnes-System

ausgleichend — mittlere Potenzen

Rhythmisches System

Kohärenz des Stoffes — tiefe Potenzen

Stoffwechselsystem

Sulfur Licht verinner- lichend imponderabel

Blüten, Samen

Merkur zur Tropfen- form strebend Gleichgewicht suchend

Blatt

Sal lichtlos, der Schwere hin- gegeben ponderabel

Wurzel

Problem lösen: *die Ratio der Anwendung der verschiedenen Potenzen.*
Darüber gab es vor ihm keine Einsichten. Die von ihm vorausgesag-
te dreigliedrige Kurve der Potenzwirkungen hat eine Beziehung
zum dreigliedrigen Menschen: Die niederen Potenzen wirken auf
den unteren Menschen, die hohen auf die Kopforganisation, die
mittleren auf das rhythmische System. Damit wird auch klar, wie
hoch man sinnvoll für den Menschen potenzieren soll: bis einschließlich der Potenzen des dritten Kurvenabschnitts, der die Wirkungen auf das Nerven-Sinnes-System umfaßt. Höher zu gehen ist
nicht sinnvoll, weil der Mensch, wie Rudolf Steiner einmal zu Kolisko äußerte, ja keine höheren Systeme besitzt. Der dritte Kurven-
bereich geht etwa von den mittleren Zwanziger- bis zu den mittleren Dreißiger-Potenzen. Die Beschränkung auf D 30 ist eine über-
kommene Gewohnheit. In besonderen Fällen und zu bestimmten
Zwecken kann man selbstverständlich über diese Potenzen hinausgehen. Es ist zu beachten, daß die Nullpunkte, die Rudolf Steiner
angibt und die in den Wachstumsversuchen erscheinen, nicht Wir-
kungslosigkeit der Substanz bedeuten, sondern Wendepunkte sind,
wo die Eigenschaften der Substanz sich wandeln und die Wirkungen von einem Bereich des dreigliedrigen Menschen in den nächsten übergehen.

Die Zuordnung der Potenzen zum menschlichen Organismus
gibt eine sichere Grundlage für das ärztliche Handeln. Die Wahl der
Potenz im jeweiligen Krankheitsfall ist das Ergebnis der therapeutischen Absicht, der Erfahrung und Intuition des Arztes. Für jeden
Arzt, der potenzierte Heilmittel anwendet, ist die Erkenntnis, daß
er damit die drei Naturprinzipien handhabt, eine wertvolle Stär-
kung und Belebung seines Heilerwillens und seines ärztlichen Tuns.
Mit dieser Erkenntnis fallen auch alle Überlegungen und Bedenken
hinsichtlich des Verdünnungsgrades dahin und ebenso das Gefühl,
sich vor der Physik rechtfertigen zu müssen; sie ist ja hier gar nicht
zuständig.

Man kann die hier gegebene Darstellung des Potenzierungspro-
blems in der nebenstehenden Übersicht zusammenfassen, wo die
einzelnen Angaben sich aus dem Ganzen heraus beleuchten und

verdeutlichen. Das Verständnis des Potenzierens ist eine grundlegende Erweiterung der Menschen- und Welterkenntnis, wenn man die Unbefangenheit hat, sich auf neue Einsichten einzulassen. An einer Stelle seines Kurses von 1920 sagte Rudolf Steiner:

«Gesunde Anschauungen müssen wieder Platz greifen über die geistigen Eigenschaften der Materie. Es gehört wirklich nicht zu den geringsten Verdiensten, die gerade in der homöopathischen Tradition durch das 19. Jahrhundert heraufgekommen sind, daß rege erhalten worden ist dieses Bekenntnis zu der Geistigkeit der äußeren materiellen Substanz. Das gehört sogar zu dem Allerwichtigsten. Denn die äußere, allopathische Medizin hat, leider, sich immer mehr und mehr dem Glauben zugewandt, daß man es nur zu tun habe mit dem Materiellen, eben den äußeren materiellen Wirkungen in den menschlichen Substanzen.»

JOHANNES ZWIAUER

Zur Phänomenologie des Potenzierens

Obwohl der Materialismus durch die Ergebnisse der physikalischen Forschung am Beginn dieses Jahrhunderts prinzipiell überwunden ist, halten doch die Denkgewohnheiten des 19. Jahrhunderts weitgehend an. So muß sich der Vorgang des Potenzierens einem materialistischen Verständnis entziehen, das nur gebannt auf das allmähliche Verschwinden der Ausgangssubstanz hinblickt. Wer Hahnemanns Vorstellung der «Dynamisierung der Ausgangssubstanz» nicht nachzuvollziehen vermag, geht an der Sache vorbei.

Auch Goethe, der große Zeitgenosse Hahnemanns, auf dessen Bedeutung als Naturforscher Rudolf Steiner lebenslang hingewiesen hat, war in seiner Metamorphosenlehre um eine dynamische Naturbetrachtung bemüht, die vom Gewordenen zum Werden, vom Stoff zur Kraft vorzudringen strebt. Der anthroposophische Substanzbegriff Rudolf Steiners präzisiert Goethes und Hahnemanns Ansicht: Die Natursubstanz ist Ausdruck der in ihr zur Ruhe gekommenen Bildekräfte, die in ihr – verdichtet und erstarrt – Stoff geworden sind. Diese gestalt- und stoffgewordenen Bildekräfte gilt es, durch Potenzieren zu befreien und auf das Medium zu übertragen. Quarz, Gold oder Steinsalz zeigen in grobstofflicher Form keine Heilwirkung. Andere Substanzen wie z.B. Quecksilber, Arsen und Blei, aber auch Heilpflanzen wie Aconitum oder Belladonna sind giftig, d.h. in konzentrierter Form übermächtig und zerstörend. Offensichtlich werden viele Naturstoffe erst durch Verdünnung, Aufschließung und Verfeinerung zum Heilmittel. Das ist ja der ideelle Ansatz Hahnemanns.

Wie kann die Andersartigkeit dieser Bildekräfte gegenüber den Kräften, die von der konzentrierten Substanz ausgehen, verstanden werden?

Betrachten wir zunächst die Potenzierung im festen Medium.

Der Vorgang ist von Willem F. Daems bereits beschrieben worden. Der feste Stoff muß zunächst fein vermahlen werden. Die äußere Form muß überwunden werden. Dann wird er mit Milchzucker in Hartporzellanschalen verrieben. Dabei werden die Teilchen weiter zerkleinert, voneinander getrennt, verteilt und immer wieder mit dem Verreibungsmittel in Berührung gebracht. So erhält man die 1. Potenzstufe, analog die weiteren. Die Beobachtung der folgenden Potenzstufen zeigt, daß die konzentrationsabhängigen Eigenschaften wie Farbe, Geruch, Geschmack rasch abnehmen und nach drei bis fünf Potenzstufen nicht mehr wahrnehmbar sind. Mit der Abnahme des Ausgangsstoffes nehmen alle an den Stoffzusammenhalt gebundenen Eigenschaften immer mehr ab.

Man kommt einem Verständnis für den Potenzierungsprozeß nur näher, wenn man ihn als Vorgang entgegengesetzt zur Stoffanhäufung, zum Konzentrieren ansieht, dessen Ergebnis nicht etwa Null ist, sondern gewissermaßen eine negative Größe darstellt, dem Sog – als negativem Druck – vergleichbar.

Man ist durch den Materialismus gewohnt, ausschließlich die chemischen Eigenschaften einer Substanz für ihre Wirkung auf den menschlichen Organismus ins Auge zu fassen. Man erwartet um so stärkere Wirkungen, je größer die Konzentration ist. Das ist der Inhalt des sogenannten Massenwirkungsgesetzes. Diesen Stoffkräften wird durch das Potenzieren entgegengewirkt. Die chemische Wirksamkeit nimmt im Verlauf einer Potenzreihe rasch ab, so daß sich die klassischen analytischen Nachweise schon oberhalb D 6 im allgemeinen nicht mehr durchführen lassen. Für eine bloß stoffliche Betrachtungsweise verschwinden somit die wesentlichen Eigenschaften einer Substanz im Verlauf des Potenzierens. Die beobachtete Wirkung von höheren Potenzen kann also nicht mehr von der Ausgangssubstanz, sondern muß von dem durch den Potenzierungsvorgang geprägten Medium ausgehen. Dabei ist der Streit müßig, ob und wie viele Moleküle der Ausgangssubstanz durch Adsorption an den Gefäßwänden noch vorhanden geblieben sein könnten, da es sich schon bei viel tieferen Potenzen nicht mehr um stoffgebundene Wirkungen handeln kann.

An diesem Punkt der Betrachtung erhebt sich die Frage, ob es denn nicht noch andere konzentrationsunabhängige, d.h. dem Massenwirkungsgesetz nicht gehorchende Wirkungen gibt. Die Forschungen der letzten Jahrzehnte haben eine Reihe von fein- bis feinststofflichen Wirkungen bestätigt, die zwar geringste Mengen von Substanz erfordern, aber nicht dem Massenwirkungsgesetz in dem Sinne gehorchen, daß ihre Wirkung mit der Konzentration zunähme. Ich brauche nur auf die *Spurenelemente, Vitamine* und *Hormone* zu verweisen. Diese Feinstofflichkeiten regeln Lebensprozesse. Bei den *Fermenten* oder *Katalysatoren* liegt darüber hinaus noch das Erstaunliche vor, daß sie dabei nicht stofflich verbraucht werden: Sie müssen nur in kleinster Dosis anwesend sein, um bestimmte Abläufe zu gewährleisten – ein außerordentlicher Tatbestand, daß solche an der Grenze der Stofflichkeit stehenden Substanzmengen eine entscheidende Rolle für Lebensvorgänge spielen, indem sie übergeordnete Steuerfunktion ausüben. Hier kehrt sich gewissermaßen die Erfahrung des Massenwirkungsgesetzes um: Nicht die grobstofflichen Vorgänge bestimmen die viel weniger konzentrierten, sondern gerade umgekehrt: Die Feinstofflichkeiten lenken und leiten die grobstofflichen Abläufe. Es ist also durchaus festzuhalten, daß es konzentrations-, wenn auch nicht stoffunabhängige Wirkungen gibt, die gerade für Lebens- und psychische Vorgänge bestimmend sind.

Nun zurück zum Potenzieren. Hierbei handelt es sich nicht um einen konzentrationsunabhängigen Prozeß, sondern sogar um einen entgegengesetzten: Die Konzentrationsabnahme von Stufe zu Stufe, das Auflösen des Stoffzusammenhangs durch das Dazwischentreten des Mediums, die «Zerdehnung» der Substanz ist die Voraussetzung für die Befreiung der Bildekräfte aus dem Stoffzusammenhalt und ihre Übertragung auf das Medium. Je geringer die Konzentration, desto stärkere Befreiung der Bildekräfte: Stoffwerdung und Konzentration einerseits, Potenzierung und Dynamisierung der Substanz andererseits sind entgegengesetzte Prozesse. Dem Massenwirkungsgesetz steht das Potenzierungsgesetz polar gegenüber.

Betrachten wir zunächst, was sich aus der Teilchenzerkleinerung beim Potenzieren ergibt. Die fortschreitende Volumenverkleinerung der Teilchen bewirkt eine enorme Oberflächenvergrößerung. Eine einfache mathematische Überlegung zeigt, daß z.B. bei Annahme kugelförmiger Teilchen das Verhältnis der Oberfläche ($O = 4\pi r^2$) zum Volumen ($V = 4\pi r^3 : 3$) $O : V = 3 : r$ ergibt, d.h. daß bei Abnahme des Teilchenradius r das Verhältnis Oberfläche zu Volumen immer größer wird. Geht der Radius gegen Null, wird $O : V$ und somit auch die Oberfläche selbst unendlich. Die Oberfläche beginnt mit zunehmender Teilchenzerkleinerung das Volumen immer mehr zu überwiegen: Die dreidimensionale Ausgangssubstanz strebt nach dem zweidimensionalen Zustand, in die Fläche! – Die Annahme kubischer Teilchen ergibt den gleichen Tatbestand: Die Oberfläche des Würfels ($O = 6a^2$) verhält sich zum Volumen ($V = a^3$) wie $6 : a$. Je kleiner die Seitenlänge a, desto größer ist $O : V$. Strebt die Seitenlänge gegen Null, wird der Grenzwert der Oberfläche unendlich.

Daß dies nicht nur eine theoretisch-mathematische Überlegung ist, sondern von größter Bedeutung im Naturgeschehen, das zeigt sich am Kreislauf des Wassers. In einem See oder Flußbett sammelt es sich zu einer schweren, zusammenhängenden Masse. Stehen wir an einem Wasserfall, so sehen wir das massige Wasser, der Schwere gehorchend, ins Tal stürzen. Indem es aber im Fall zerstäubt, in kleinste Tröpfchen zersprüht, die durch Luft voneinander getrennt sind, steigen diese als Dunst oder Nebel aufwärts! Wir haben nebeneinander in einem grandiosen Schauspiel anschaubar, wie sich das zerkleinerte, gewissermaßen vom Luftmedium potenzierte Wasser entgegengesetzt verhält wie das konzentrierte, massige Wasser. Während letzteres der Schwere unterliegt, folgt ersteres dem Auftrieb und steigt entgegen der Schwere auf! Ist es nicht höchst erstaunlich, daß viele Tonnen Wasser ständig als Wolken über der Erde schweben, die sofort als Wolkenbruch zur Erde stürzen, wenn sie sich – nicht mehr fein verteilt und voneinander getrennt – wieder zu einer zusammenhängenden Wassermasse vereinigen? Welch großartiger Kunstgriff der Natur, durch Auflockern und Zerkleinern, durch Dazwischentreten eines feineren Mediums, d.h. durch Oberflächenvergrößerung die Schwere zu überwinden, sich der Schwere zu entziehen!

Durch die bisherigen Betrachtungen haben wir bereits eine Reihe von abweichenden Eigenschaften bzw. abweichendes Verhalten der potenzierten Substanz gegenüber der massigen, konzentrierten kennengelernt.

Es stehen sich gegenüber:

In der konzentrierten Substanz:	*In der potenzierten Substanz:*
Stoffgebundene Eigenschaften	Befreiung der Kräfte aus der Stoffbindung (Dynamisation)
Konzentration	Verdünnung, Verteilung, «Zerdehnung»
Chemismus (Massenwirkungsgesetz)	Potenzwirkung
Kohärenz des Ausgangsstoffes	Teilchenbegegnung mit dem Medium
Volumen maßgeblich (dreidimensional)	Oberflächenvergrößerung (zweidimensional)
Ausgangssubstanz wirksam	Wirkung des potenztragenden Mediums
Der Schwere unterworfen	Leichtewirkung

Durch das stufenweise Potenzieren wird der Übergang von der Charakteristik der linken Seite des Schemas allmählich zur rechten Seite vollzogen. Wir müssen erwarten, daß für die ersten Potenzstufen die links aufgeführten Eigenschaften und Kräfte noch maßgeblich sind, daß beim Weiterpotenzieren ein Übergangsbereich erfolgt, wo noch die linken und schon die rechten Charakteristika gelten, und daß dann bei höheren Potenzstufen die rechts aufgeführten Wirkungen durchdringen.

Das Potenzieren *im festen Medium* bietet sich besonders für feste,

71

unlösliche Substanzen, z.B. Minerale und Metalle, an. Es ist übrigens interessant, daß sich bei der Verreibung im festen Medium die Verhältnisse bei genügender Feinheit der Teilchen denjenigen im flüssigen Zustand annähern, so daß zwischen Verreibung und Verschüttelung vergleichbare Verhältnisse eintreten.

Frischpflanzen, tierische Organe sowie lösliche Salze werden *im flüssigen Medium* mit Wasser, Weingeist oder Mischungen der beiden, eventuell auch mit Glyzerin oder Pflanzenölen potenziert. Das flüssige Medium ist ja das Lebenselement der Pflanze. In ihm sind die Salze des Bodens gelöst und auf die Stufe des Lebens gehoben. Das feste Gerüst der Pflanze, alles Unlösliche ist ein Ausgeschiedenes, Abgelagertes; das Leben spielt sich im Säftestrom der Pflanze ab. *Das «primäre Strömen» als Urphänomen des Lebens* zeigt, welche Bedeutung der bewegten Flüssigkeit für die Lebensvorgänge zukommt. Zweifellos ist Wasser das ideale Verschüttelungsmedium flüssiger Potenzen, dem nur zur Haltbarmachung mindestens 15 Prozent Weingeist zugesetzt wird. Manche Substanzen erfordern aus Gründen der Löslichkeit höhere Alkoholgehalte.

Das Lösen einer festen Substanz bringt die starre Form zur Auflösung, macht sie beweglich. Unlösliche Stoffe erfahren einen *Auftrieb*, werden gewissermaßen «entschwert». Wir sahen dieses Phänomen beim Zerstäuben des Wassers, bei der Dunst- bzw. Wolkenbildung im Luftelement. Ferner zeigt das Wasser besondere Neigung und Bereitschaft, Bewegungsimpulse rhythmisch aufzunehmen.[1] Das kann man an jedem kleinen Rinnsal beobachten. Die Tendenz, entgegen der Schwere aufzusteigen, zeigt sich ferner auch in den *osmotischen Erscheinungen* der Pflanzenwelt, besonders der Bäume, bei denen die Flüssigkeit bis in die höchste Verästelung aufsteigt; ebenso in den *Kapillarerscheinungen*, wonach in Kapillaren die wäßrige Flüssigkeit höher steigt als in Röhren größeren Durchmessers, und zwar um so höher, je enger die Kapillaren sind. So zeigt sich in Auftrieb, Osmose und Kapillarität die erstaunliche Neigung des Wäßrigen, sich der Schwere zu entziehen.

Beim Verschütteln im flüssigen Medium machen sich die gleichen Vorgänge geltend, die wir bei der Verreibung im festen

Medium feststellen konnten. Auch in der bewegten Flüssigkeit handelt es sich um Ausbildung enormer Oberflächen. Bei geringer Strömungsgeschwindigkeit, bei der sogenannten *laminaren Strömung*, zeigt sich ein Geschwindigkeitsgefälle von der Mitte gegen den Rand zu, was man leicht an jedem Flußufer beobachten kann. In der Mitte strömt das Wasser am schnellsten, gegen das Ufer zu immer langsamer. Infolgedessen gleiten ständig Flüssigkeitsschichten aneinander. Bei Annahme von Seifenhautstärke der Lamellen bildet 1 cm³ strömendes Wasser bereits einige 100 m² Oberfläche!

Bei steigender Strömungsgeschwindigkeit geht die laminare in die sogenannte *turbulente Strömung* über: Es kommt zu *Wirbelbildungen*, wie man sie an stark strömenden Wässern, aber auch bei jedem Ruderschlag beobachten kann. Dabei ist charakteristisch, daß die maximale Geschwindigkeit – entgegengesetzt zum mechanischen Rad – nicht an der Peripherie, sondern im Zentrum des Wirbels herrscht; je kleiner der Radius, um so größer die Geschwindigkeit. Daraus ergibt sich die mathematische Formulierung, daß das Produkt aus Radius mal Geschwindigkeit konstant ist – ein Gesetz, das im Planetenumlauf als das 2. Keplersche Gesetz bekannt ist. Im Wasserwirbel herrschen gewissermaßen kosmische Gesetzmäßigkeiten. Es bildet sich ein Wirbeltrichter aus, der eine starke Sogwirkung auf die Umgebung ausübt. Außer dem Gleiten und Wirbeln der Flüssigkeit wird diese im Potenzierungsvorgang zersprüht und mit Luft durchmischt. Bei jedem Aufprall der Flüssigkeit an der Gefäßwand zerstäubt sie in unzählige Tropfen, durchmischt sich mit Luft und sammelt sich wieder, so daß fortwährend enorme Oberflächen aufgebaut werden und zusammenfallen.[2]

Noch eine Erscheinung ist beachtenswert: Gerade beim Übergang der laminaren in die turbulente Strömung findet eine außerordentliche *Sensibilisierung* der Flüssigkeit statt. Sie ist bei dieser «kritischen» Strömungsgeschwindigkeit besonders empfindlich für rhythmische Impulse. Dieses Phänomen ist bei strömenden Gasen mit Hilfe der sogenannten «empfindlichen Flamme» gut zu studieren: Flammen solcher mit nahezu kritischer Strömungsgeschwindigkeit austretenden Gase verändern ihre Gestalt durch geringste rhythmische Luftbewegungen, wie sie z.B. durch Sprechen oder Singen noch in beträchtlicher Entfernung von der Flamme entstehen.[3] Durch diese kritische Geschwindigkeit geht die bewegte Flüssigkeit beim Potenzieren immer wieder hindurch! Beim Vereinigen zerstäubter Tröpfchen kommt es unter Umständen zu ganz bestimmten Strukturen der Flüssigkeit, zu Wirbelringbildungen, die sich rhythmisch zu Sternstrukturen verschiedener Eckzahl anordnen.[4]

Derartige Phänomene machen deutlich, welche Fülle von Vorgängen und Strukturbildungen in bewegter Flüssigkeit erfolgen. Flüssigkeiten sind viel kompliziertere Gebilde, als man bisher annahm. Schon beim Lösen einer Substanz verändern sich die gelösten Teilchen durch zunehmende Hydratation, wobei sie sich mit Wassermolekülen umgeben. Aber auch das Lösungsmittel zeigt infolge von Assoziationsfähigkeit bestimmte Strukturen, die auch von der Temperatur abhängig sind. So sind heute mehr als dreißig verschiedene Strukturen des Wassers bekannt. Wasser von 4°C bis etwa 40°C hat etwa dieselbe Struktur wie Quarz, unterhalb von 4°C liegt Tridymitstruktur vor. An den Übergangstemperaturen finden sich beide Strukturformen.[5]

Was soll mit all diesen Phänomenen ausgesagt werden? Es wird damit auf Vorgänge hingewiesen, die zeigen, was alles beim Schütteln oder Verreiben einer Potenz vor sich geht, mit dem nicht gerechnet wird, solange man nur auf das schrittweise Verschwinden der Ausgangssubstanz blickt. Diese Hinweise sollen nur die Richtung zeigen, in welcher ein Verständnis für die Potenzwirkung gesucht werden kann, indem man die Veränderungen beim Potenziervorgang studiert: Die gewissermaßen zur Ruhe gekommene feste Ausgangssubstanz wird dem konzentrierten Zustand schrittweise entfremdet, der Schwere entzogen, dem Auftrieb unterworfen, in enorme Oberflächen gebracht und sensibilisiert. Die anthroposophische Geistesforschung stellt fest, daß sich der Erdenschwere entgegengesetzte, kosmische Kräfte, vom Umkreis gegen die Erde zu, geltend machen. Man kann also den Potenzierungsprozeß auch so charakterisieren, daß die Substanz dadurch den Erden-Stoffes-

Kräften entzogen und den kosmischen Umkreiskräften exponiert wird. Dadurch wird die verwandelte, aber dennoch spezifische Wirksamkeit der potenzierten Substanz verständlich.

Es ist ersichtlich, wie viele offene Fragen die erwähnten Phänomene aufwerfen. Man steht gewiß erst am Anfang eines gewaltigen Neulandes, dessen Erarbeitung umfangreiche Forschungen erfordern wird. Mit zunehmendem Interesse ist zu hoffen, daß derartige Untersuchungen in Angriff genommen werden. Dennoch liegen bereits bedeutende Arbeiten auf dem Gebiet der Potenzforschung vor. Der Beitrag von Jürg Himmelsbach in diesem Band geht darauf ein. Bei aller Hochachtung vor der genialen Intuition Hahnemanns ist gewiß eine Vervollkommnung des Potenzierverfahrens möglich. Worauf kommt es dabei an? Verschiedene Verreibungs- und Verschüttelungsverfahren sind noch kaum auf die Qualität der hergestellten Potenzen hin untersucht worden.[6]

Auch die Verreibungsdauer ist ein noch wenig bearbeitetes Problem, weshalb man auf der von Hahnemann gehandhabten Zeit von einer Stunde pro Potenzstufe verblieben ist. Bei flüssigen Potenzen wurden von anthroposophischer Seite auf Anregung Rudolf Steiners hin Untersuchungen angestellt und unterschiedliche Mindestzeiten für Potenzen aus pflanzlich-tierischen und mineralischen Ausgangsprodukten festgesetzt.

Da durch den Potenzierungsprozeß Substanz und Medium sensibilisiert werden, *muß auch mit subtilen Nebeneinflüssen gerechnet werden*. Einflüsse der Tageszeit sowie kosmischer Konstellationen wurden festgestellt. Derartige Einflüsse beeinträchtigen die Reproduzierbarkeit der Potenzwirkungen, liegen aber in der Natur der höchst empfindlichen Zustände, die wir beim Potenzieren zu erwarten haben.[7] Dadurch kommt dem Zeitfakor beim Potenzieren Bedeutung zu; es erhebt sich die Frage nach optimalen Tageszeiten zur Bereitung von Potenzen. Auch störende kosmische Einflüsse sind möglich.

Werden beim Potenzieren Kräfte befreit, die im Werden der Ausgangssubstanz verstofflicht wurden, so erhält die Genese, die *Entstehungsgeschichte der Substanz*, ausschlaggebende Bedeutung. Die

Verschiedenheit von Kohle, Graphit und Diamant, die chemisch alle reiner Kohlenstoff sind, ist nur aus den verschiedenen Entstehungsbedingungen zu begreifen. Es kommen eben in den verschiedenen Bildungen völlig verschiedene Bildekräfte zum Ausdruck. Dasselbe gilt für die Verwendung natürlicher oder chemisch-technischer Ausgangsstoffe. Gewiß verdankt eine aus Wasserglas gefällte Kieselsäure ihre Bildung anderen Kräften als ein Bergkristall. Die stoffliche Zusammensetzung ist nicht allein bestimmend und durchaus nicht alles. Die Vielfalt der Kiesel- und ebenso der Kalkvorkommen deutet auf verschiedene Bildekräfte hin. In der anthroposophisch erweiterten Heilkunst werden die verschiedenen Formen dieser Substanzen deshalb auch als Heilmittel für verschiedene Indikationen verwendet.

FRITZ SPIELBERGER

Potenzierte Arzneien
in der ärztlichen Praxis

1. Lebensvorgänge als Ausdruck ätherischer Kräfte

In den letzten Jahren haben homöopathische Arzneien – im Zuge einer verstärkten Hinwendung zu natur- und umweltbewußten Lebensweisen – bei Laien und Fachleuten zunehmend an Interesse gewonnen. Jedoch muß dem im Sinne des Weltbildes der heutigen Naturwissenschaft geschulten Arzt das Verständnis für homöopathische Arzneien zunächst einmal erkenntnismäßig Schwierigkeiten bereiten. Denn die auf den Hochschulen vermittelten Vorstellungen der vorherrschenden materialistisch-mechanistisch orientierten Naturwissenschaft sind in allererster Linie stoffbezogen.

So stützt sich die naturwissenschaftliche Erkenntnis geradezu auf das Postulat, daß alle Erscheinungen, alle Lebewesen dieser Welt von Stoffen, von Materie ausgehen (Urknall; Entstehung der Lebewesen aus toten, stofflichen Vorstufen); d.h. chemisch-physikalisch erfaßbare Moleküle oder Atome (Bausteine) bestimmen alle Gegebenheiten von Mensch, Natur und Kosmos.

Der Mensch wird als kompliziertes Stoffgebilde betrachtet. Die Körpervorgänge sind dabei rein stoffliche, chemisch-physikalisch bedingte Abläufe. Krankheiten erscheinen als Störungen in diesen stofflichen Zusammenhängen. Folgerichtig ist es das Ziel einer solcherart orientierten Arzneimittelforschung, chemisch definierbare Stoffe (Wirkstoffe) zu finden, welche diese Störungen auf irgendeine Weise beseitigen können. Diese Behandlungsart nennt man Allopathie.

Ganz im Gegensatz dazu wird in der Homöopathie beim Herstellen (Potenzieren) von homöopathischen Arzneien der Ausgangsstoff (die Ursubstanz) durch rhythmisches Bewegen (Schütteln,

Verreiben) und schrittweises Verdünnen mit einem Medium (Alkohol, Wasser, Milchzucker) laufend verringert, bei den sogenannten Hochpotenzen sogar so weit, daß Bereiche erreicht werden, wo nach der Loschmidtschen Zahl (bzw. der Avogadro-Konstante; oberhalb von D 23) von der Ausgangssubstanz keine chemisch-physikalisch vorgestellten Stofflichkeiten mehr vorhanden sein können. Und trotzdem – oder gerade deshalb – gehören die «substanzfreien» Hochpotenzen zu den wirksamsten Arzneien der Homöopathie.

Einen größeren Gegensatz, wie er zwischen Allopathie und Homöopathie besteht, kann man sich für ein wissenschaftliches Verständnis der Arzneiwirkungen gar nicht denken. Hierin liegt zumindest einer der Gründe, warum die Therapie mit homöopathischen Arzneimitteln bisher so gut wie keinen Eingang in die offizielle Hochschulmedizin gefunden hat, obwohl die Heilerfolge in der Homöopathie unbestritten sind; jeder homöopathisch geschulte Therapeut kann diese selbst nachprüfen und nachvollziehen.

Es ist daher geradezu eine Zeitforderung, Wege zu suchen, um die aus der Empirie bekannten und in der Praxis in unzähligen Fällen bestätigten heilenden Wirkungen von homöopathischen Arzneien – einschließlich der Hochpotenzen – auf wissenschaftlich befriedigende Weise zu erklären. Denn nur das, was man einsehen und durchschauen kann, entspricht dem Wissenschaftsbedürfnis der heutigen Zeit und kann therapeutisch verantwortet werden. Dies gilt sowohl für die Allopathie wie für die Homöopathie.

Es geht also darum, den auf den ersten Blick unüberbrückbar erscheinenden Gegensatz von Allopathie einerseits und bisher mehr oder weniger Erfahrungsmedizin gebliebener Homöopathie andererseits zu überwinden. Wenn man davon ausgeht, daß auf beiden Wegen Heilungen zu erzielen sind, dann muß es auch eine Natur- und Menschenkunde geben, die beiden gerecht werden kann.

Eine der Möglichkeiten dazu bietet die anthroposophische Wissenschaft. Rudolf Steiner nennt die durch Anthroposophie befruchtete Medizin bezeichnenderweise «eine *Erweiterung* der Heilkunst nach geisteswissenschaftlichen Erkenntnissen». Wie im folgenden zu zeigen sein wird, müssen tatsächlich beide, sowohl die Allopathie wie auch die Homöopathie, von ihren Grundlagen her neu beleuchtet und in bestimmter Reihenfolge erweitert werden. Dazu brauchen die bestehenden Erkenntnisse oder wissenschaftlich gesicherten Fakten nicht aufgegeben oder etwa ganz neue hinzugefunden zu werden; es genügt bereits, die vorhandenen ins rechte Licht zu rücken.

Die erste Forderung für den heutigen Naturwissenschaftler, der auf dem sicheren Boden der Tatsachen zu stehen glaubt, besteht darin zu erkennen, wie in den Lebensvorgängen von Pflanze, Tier und Mensch Stoffe zwar notwendig sind, aber nicht das Maßgebende darstellen, vielmehr jene Kräfte entscheidend sind, welche die Stoffe formen und bewegen. In großer Fülle liegen heute auf allen Wissensgebieten naturwissenschaftliche Erkenntnisse vor, welche längst ausreichen, um einsehen zu können, daß nicht die Stoffe das Leben hervorbringen, sondern daß die Stoffe nur «Treibgut» im Flusse des Lebens sind. Durch radioaktive Markierungen konnte etwa in der neueren Physiologie gezeigt werden, daß alle Körpersubstanzen einem laufenden Austausch unterliegen. Auch scheinbar so fest verankerte «Bausteine» wie die Calciumverbindungen der Knochen unterliegen diesem Wandel. Damit wurde Rudolf Steiner voll bestätigt, der schon Anfang dieses Jahrhunderts darauf hinwies, daß der menschliche Organismus weniger ein Stoff- als vielmehr ein Kräftezusammenhang darstellt.

Vom Stoffdenken hin zum dynamischen Erfassen der Natur und ihrer Lebensvorgänge zu gelangen, ist die erste unumgängliche Forderung, um die naturwissenschaftlichen Grundlagen der Allopathie zu erweitern. Überall, wo diese Erkenntnisforderung nicht beachtet wird, wo man vor diesem Schritt innerlich zurückschreckt, werden unberechtigte Hilfsmechanismen in die Naturvorgänge hineingedacht, wie z.B. die Elektrolytpumpen in den Membranen, die noch niemand gesehen hat, auch nicht unter dem Mikroskop oder Elektronenmikroskop.

Gerade da, wo die dynamischen Kräfte besonders eklatant eingreifen, in Membranen, Muskeln und Zirkulationsvorgängen, aber auch bei der Zellvermehrung, weicht man der notwendigen Erkenntnisforderung gerne aus und belegt dagegen Stoffe mit Fähigkeiten zum Transportieren, Bewegen oder Informieren, die sie von der Chemie und Physik her allein gar nicht haben können.

Ein typisches, aber auch zentrales Beispiel ist die Bildung der DNA-Doppelhelix. Beim Zellteilungsprozeß muß sie sich in jeder Zelle neu bilden und verdoppelt dadurch den Chromosomensatz (das Erbgut). Diese Verdoppelung durch Anlagerung der entsprechenden identischen Aminobausteine ließe sich mit chemischen Vorgängen zur Not noch plausibel erklären; aber das Entscheidende für den Vorgang der Lebensvermehrung ist die vorherige, bei der Teilung stattfindende Aufgliederung der Doppelhelix in die Einfachhelix; hierbei muß man logischerweise Kräfte annehmen, die entgegengesetzt zu den chemischen Vorgängen eingreifen.

In der Tat sind die aus der anthroposophischen Forschung bekannten ätherischen Kräfte (Lebensbildekräfte) in gewissem Sinne in ihrer Wirkungsrichtung antichemisch, antiphysikalisch zu denken. Die Wirkungen der ätherischen Kräfte machen aber die eigentlichen spezifischen Lebensvorgänge aus, ihnen sind in den lebenden Organismen chemische und physikalische Kräfte untergeordnet; nur so ist es z.B. auch möglich, daß in jedem Frühjahr Pflanzen dem Licht entgegenwachsen und dabei noch in der Lage sind, Eis- und Schneeschichten zu trotzen, sogar Asphalt- und Betonböden zu durchbrechen.

Das Leben ist dem Leblosen, dem Mineralischen übergeordnet. Auch der Mensch hat – ebenso wie Pflanze und Tier – in seinem mit den Sinnen direkt wahrnehmbaren physischen Leib Stoffe und Gesetze mit der leblosen, mineralischen Welt gemeinsam. Darüber hinaus besitzt er – wie alle Lebewesen – eine Lebensorganisation (Ätherleib, Bildekräfteleib), die seine lebendige Gestalt bewirkt mit Wachstum, Regeneration, Fortpflanzung und mit den unvorstellbar vielen und umfassenden Stoffwechselvorgängen; so produziert z.B. nach neuesten Untersuchungen allein eine einzige Knorpelzelle pro Minute etwa 17 000 Proteoglykanmoleküle.

Eine Erweiterung der Frage nach Gesundheit und Krankheit beim

Menschen auf dynamischer Ebene führt zur Entdeckung eines dreigliedrigen, organisch-funktionellen menschlichen Organismus, in
welchem ein individuelles körperliches Stoffgefüge durch Lebensbildekräfte, seelische und geistige Kräfte zu einer harmonischen – im
Lebenslauf sich gesetzmäßig wandelnden – Ganzheit verwoben ist.
Diese offene Funktionsordnung ist einerseits die körperliche Voraussetzung für die kulturelle und freiheitliche Entfaltungs- und Ent-
wicklungsmöglichkeit des Menschen, andererseits gibt gerade sie
die Möglichkeit zu Erkrankungen verschiedenster Art.[1]

In diesem dreigliedrigen Gesamtorganismus wirken die vier
Wesensglieder des Menschen, physischer Leib, Ätherleib, Seele und
Ich-Organisation, harmonisch zusammen und geben die Grundlage ab für die seelisch-geistigen Leistungen von Denken, Fühlen
und Wollen.

2. Experimentelle Arzneimittelherstellung
und Symptombehandlung in der Allopathie

In der Allopathie werden zwar auch Stoffe aus der Natur verwendet,
vor allem aber auf chemischem Wege gewonnene sogenannte syn-
thetisierte Arzneistoffe aus der Retorte.

Da man von der chemischen Formel eines Stoffes nicht ohne
weiteres auf seine pharmakologische Wirkung schließen kann, müssen die pharmakologischen Erkenntnisse durch umfangreiche Tests
und Tierversuche gewonnen werden. Viele – auch bedeutende –
allopathische Arzneistoffe wurden sogar rein zufällig, eigentlich
geradezu nebenbei entdeckt.

Andererseits kennt man von den am Krankheitsgeschehen betei-
ligten unzähligen stofflichen Abläufen in den meisten Fällen nur
einen kleinen Teilbereich. Da der menschliche Organismus aber
immer als Ganzheit reagiert, treten sehr häufig Nebenwirkungen
auf, z.T. auch mit Rückwirkungen auf das seelische und geistige
Befinden des Kranken.

Die therapeutisch nutzbare Wirkung eines Arzneistoffes ist im Hinblick auf das Spektrum seines gesamten Wirkens oft nur eine «Nebenwirkung»; man muß daher nach der Nutzen-Risiko-Beziehung abwägen, ob man einen Arzneistoff einsetzen soll oder nicht. Am verheerendsten hat sich ein solches Mißverhältnis zwischen therapeutisch erwünschter Wirkung und unerwünschter Nebenwirkung bei der Contergankatastrophe Anfang der sechziger Jahre ausgewirkt.

Auch bei der allopathischen Arzneitherapie sind die Selbstheilungskräfte des Organismus in jedem Falle mehr oder weniger mitbeteiligt; denn nicht die Arznei heilt, sondern immer nur der Organismus. Die Arznei kann zwar helfen und unterstützen, daß die Heilung in Gang kommt, diese wird aber immer vom Organismus selbst geleistet. Gelingt dies nicht, wie bei chronischen Erkrankungen, kann es sein, daß die Arznei auf Dauer gegeben werden muß. In solchen Fällen kann man eigentlich nicht von echter Heilung sprechen, sondern eher von einer hilfreichen Unterstützung. Ihre Bedeutung in der praktischen Medizin soll hier gar nicht geschmälert werden, denn sie kann für den Kranken sehr wertvoll, ja sogar lebensrettend sein. Und trotzdem kann z.B. bei einem Rheumakranken nur von Heilung gesprochen werden, wenn es gelingt, alle Krankheitserscheinungen und Beschwerden zum Verschwinden zu bringen, und wenn der Kranke den Gesundheitszustand, den er vor der Erkrankung hatte, auf verwandelter Basis neu gewinnen kann, ohne daß er auf eine andauernde, unterstützende Arzneistoffbehandlung angewiesen ist. Da dies mit allopathischen Mitteln bei vielen Krankheiten häufig nicht gelingt, haben wir heute eine enorme Zunahme von chronischen Krankheiten zu verzeichnen.

In der Allopathie wird also auf stofflicher Ebene versucht – soweit von der Pathophysiologie her die Möglichkeiten dazu erschlossen sind –, den krankhaften Vorgängen entgegenzuwirken, sie abzublocken oder zu kompensieren. Die den Lebensäußerungen zugrundeliegenden differenzierten Kräftewirkungen (Lebensbildekräfte) bleiben dabei im allgemeinen ebenso unberücksichtigt wie etwa seelisch-geistige Einflüsse. Die Folge davon ist, daß auf allopathischem Wege häufig nur symptomatisch oder palliativ behandelt werden kann, da man zu den eigentlichen Ursachen nicht vordringt, so z.B. in der Rheuma- oder Tumortherapie, vielfach auch bei der Behandlung von Schmerzzuständen, bei Nerven- und Muskelerkrankungen, um hier nur einiges zu nennen.

3. Grundlagen der Homöopathie

Die Homöopathie unterscheidet sich von der Allopathie zum einen, wie bereits angeführt, durch das Arznei-Zubereitungsverfahren, das Potenzieren, und zum anderen durch die Arzneimittelfindung im Sinne des Simile-Prinzips: «Ähnliches wird durch Ähnliches geheilt.»

In der Homöopathie kommt es demnach darauf an, für das beim Patienten vorliegende Symptombild das am meisten entsprechende Arzneibild herauszufinden. Das Arzneibild wird durch Verabreichung von potenzierten Naturstoffen an gesunden Probanden gewonnen. Denn eine Heilung ist dann zu erwarten, wenn dasjenige Mittel gewählt wird, welches möglichst ähnliche Vorgänge im Organismus hervorzurufen vermag, wie diejenigen sind, die sich schon unter der Einwirkung der Krankheit im Gange befinden.

Daß dies in der Praxis nicht immer leicht ist, zeigt ein Blick in die homöopathischen Arzneibücher; so sind z.B. von dem in der Homöopathie vielgebräuchlichen Mittel Sepia über zweitausend Modalitäten und Leitsymptome bekannt, so daß der Ähnlichkeitsvergleich zwischen Symptombild und Arzneibild nicht immer leicht herzustellen ist.

In der täglichen Praxis werden deshalb heute bereits Computer eingesetzt, um das reichhaltige Erfahrungsgut der Homöopathie für den Einzelfall optimal auszuwerten und in die praktische Behandlung umzusetzen.

Einer dynamischen Betrachtungsweise erweist sich aber auch die

83

Homöopathie, ebenso wie die Allopathie, nach drei Seiten hin erweiterungsbedürftig:

Der heutige Arzt oder Therapeut will nicht nur wissen, daß Belladonna D 6 bei diesen oder jenen Krankheitsäußerungen angezeigt ist, ihn interessiert vielmehr auch die Frage: Warum gerade Belladonna? Was ist das charakteristische Kräfte- und Stoffesleben dieser Pflanze, welches auch ihre bekannten giftigen Inhaltsstoffe, die Belladonna-Alkaloide, hervorbringt? Wenn man dieser Frage nachgeht, trifft man letztlich beim Zustandekommen des Arzneibildes auf die dahinterstehenden Naturprozesse und ihre differenzierte Kräftedynamik in Mineral, Pflanze und Tier.

Das Symptombild, das der Kranke aufweist, führt den Arzt oder Therapeuten in der Diagnose auf die verursachenden Krankheitsprozesse. Diese erweisen sich als gestörtes Kräftewirken in einem dreigliedrigen Funktionsorganismus.

Die dritte Säule der Homöopathie, das spezielle Arzneizubereitungsverfahren, die Potenzierung, geht auf eine geniale Intuition Hahnemanns zurück; sie führt durch rhythmische Dynamisierung ausgewählter Naturstoffe zu Arzneien, welche in der Lage sind, die rhythmisch ablaufenden Lebensvorgänge und daran geknüpfte Selbstheilungskräfte des Menschen spezifisch anzuregen.

Dies ist jedoch nur möglich, weil der Mensch von Natur aus die Gabe hat, seine Mängel weitgehend selbst wieder auszugleichen (z.B. Wundheilung), und weil er auf dynamischer Ebene mit seinen rhythmisch ablaufenden Körpervorgängen mit den rhythmischen Vorgängen in Natur und Kosmos innig zusammenhängt.

Aber auch auf stofflicher Ebene zeigt sich die Verwandtschaft zwischen Mensch und Natur – zwischen Mikrokosmos und Makrokosmos –, denn die vier häufigsten chemischen Elemente in der menschlichen Körpersubstanz, Wasserstoff, Sauerstoff, Kohlenstoff und Stickstoff, sind – abgesehen von den Edelgasen – auch die vier häufigsten Elemente des Kosmos.[2]

Wie die neuere Physiologie zeigt, sind unsere Körpervorgänge in rhythmischer Folge ablaufende Lebensprozesse, die weisheitsvoll aufeinander abgestimmt sind. Messungen dieser Vorgänge ergeben daher beim Gesunden regelmäßige Kurven, z.B. im EKG, EEG usw.

Durch eine dreigliedrige, organisch-funktionelle Ordnung – mit dem Schwerpunkt des Sinnes-Nerven-Systems im Kopfbereich, dem Stoffwechsel-Gliedmaßen-System im unteren Körper und dem ausgleichenden rhythmischen System (dem Bereich von Herz und Lunge) in der Mitte – ist die Möglichkeit gegeben, notwendige gegensätzliche Prozesse, wie Aufbau und Abbau, Verfestigung und Auflösung, Einatmung und Ausatmung, Bewegung und Ruhe – um nur einige wenige der unendlich vielen Tätigkeiten des lebendigen menschlichen Organismus zu nennen –, in jedem Moment harmonisch auszugleichen.

Gelingt dieser Ausgleich nicht, ist die Tendenz zur Erkrankung gegeben. Krankheitsvorgänge offenbaren sich so als natürliche Prozesse, die mit veränderter Geschwindigkeit, am falschen Ort oder zur unrichtigen Zeit vonstatten gehen und dadurch aus dem harmonischen Zusammenhang herausfallen. Auch bei Krankheiten, deren Ursachen üblicherweise außerhalb des Menschen gesucht werden, wie den Infektionskrankheiten, spielen innerorganische Störungen, z.B. im Immunsystem, die primäre Rolle.

Damit schließt sich der Kreis der eingangs geforderten Erweiterung: Zu dem im Symptombild des Kranken sich offenbarenden und durch die Diagnose erkannten Krankheitsprozeß wird – über das Arzneibild der Homöopathie oder direkt durch eine goetheanistische Naturbetrachtung – ein adäquater Naturprozeß aus dem Tier-, Pflanzen- oder Mineralreich aufgesucht. Die dem Prozeß zugrundeliegenden Substanzen dienen dann, durch rhythmische Behandlung potenziert, dem kranken Organismus als Heilmittel. Der Arzt muß dabei, um mit Paracelsus zu sprechen, im wahrsten Sinne des Wortes durch «der Natur Examen» gehen.

4. Beispiele für die Anwendung homöopathischer Arzneien in der ärztlichen Praxis

Wie in den vorangehenden Abschnitten dargestellt wurde, gibt es aus prinzipiellen Gründen im allopathischen Arzneiangebot noch viele Lücken und Unzulänglichkeiten, die jeder Arzt kennt, der um eine wahre Heilung bemüht ist, etwa für die Behandlung von chronischen Leiden, rezidivierenden Erkrankungen, Infektanfälligkeiten mit Abwehr- oder Immunschwäche. In allen diesen Fällen, aber auch bei akuten krankhaften Störungen, wenn man nicht gleich zu – mit Nebenwirkungen behafteten – allopathischen Mitteln greifen möchte, bieten sich homöopathische Arzneien geradezu an.

Bevor nun im folgenden einige Möglichkeiten für die Anwendung von homöopathischen Arzneien in der Praxis besprochen werden, ist es nötig, ein häufig anzutreffendes Vorurteil auszuräumen, nämlich daß es erfolglos und deshalb zwecklos sei, homöopathische Arzneien neben allopathischen anzuwenden.

Sicher ist es im Behandlungsverlauf überschaubarer, wenn nur eine der beiden Arzneiformen zur Anwendung kommt, jedoch gibt es im medizinischen Alltag Situationen, in denen der gleichzeitige Einsatz sinnvoll oder sogar notwendig sein kann; etwa bei Zuckerkranken, die mit oralen Antidiabetika eingestellt sind und noch wegen einer anderen Erkrankung ärztliche Hilfe in Anspruch nehmen. In solchen Fällen kann man durchaus homöopathische Arzneimittel gleichzeitig verabreichen. Auch beim Herzkranken, der an Coronarinsuffizienz leidet und mit Digitalisglykosiden behandelt wird, sind homöopathische Coronarmittel ohne weiteres mit Erfolg auch zusätzlich einzusetzen.

Es zeigt sich allerdings, daß bei einer Behandlung mit Allopathika, die das Immunsystem des Menschen und damit die Ansprechbarkeit seiner Selbstheilungskräfte beeinflussen, die Wirkungen der Homöopathika mehr oder weniger stark herabgemindert oder gar gänzlich blockiert sein können. Dies kann man z.B. bei längerdauernden Gaben von Cortison, Cortikoiden, Immunsuppressiva oder Zytostatika beobachten.

Die Homöopathie ist also nur dort anwendbar, wo der Organismus noch die Fähigkeit zur Reaktion hat. Für den erstmaligen Einstieg in die homöopathische Arzneibehandlung empfiehlt es sich, über die Simile-Regel «Ähnliches wird mit Ähnlichem geheilt» die Therapieerfahrungen zu beginnen. Denn häufig kommen Patienten mit einem leicht erkennbaren Symptombild in die Sprechstunde, etwa mit Hautveränderungen wie schmerzhafte, umschriebene Rötungen und Schwellungen, so z.B. nach einem Insektenstich; hier hilft prompt und zuverlässig eine Injektion Apis D 30 (hochpotenziertes Bienengift) praktisch als Gegenkraft – in die Nähe des betroffenen Körperteiles injiziert, wenn Kopf oder Gesicht davon betroffen sind, auch in die Nackengegend; oder Apis D 6 als orale Verabreichung.

Wie der Name sagt, zeigen die von einer typischen Urticaria Betroffenen ein Symptombild, als ob sie in die Brennnesseln gefallen wären. Hiergegen wirkt ebenfalls nach dem Simile-Prinzip eine Injektion Urtica D 30 oder Urtica D 4 oral – eventuell mit Calcium carbonicum D6 – sofort juckreizstillend und heilend.

Eine sich häufig bietende Gelegenheit, die Wirkung von Hochpotenzen in Erfahrung zu bringen, geben Patienten mit Sonnenallergie: Hierbei ist es in etwa drei Viertel der Fälle erfolgreich, wenn die betreffenden Personen schon prophylaktisch eine hochpotenzierte Zubereitung von Johanniskraut (Hypericum) – das selbst photosensible Stoffe wie das Hypericin hervorbringt – verabreicht bekommen (1 – 2 mal täglich Hypericum D 30 als Tropfen oder Globuli).

Überhaupt gehören die Hochpotenzen zu den wirksamsten Arzneimitteln der Homöopathie. Sie können bei akuten Fällen sehr hilfreich sein und innerhalb weniger Minuten ihre Wirkung unter Beweis stellen. Jedoch ist die Grundvoraussetzung für eine erfolgreiche Therapie die gezielte Auswahl des in Betracht kommenden Mittels. So bringen z.B. Hochpotenzen bei dem vielgestaltigen Beschwerdebild der Migräne fast schlagartig Erleichterung, wenn die für den Einzelfall passenden Mittel gewählt wurden.

Auch der kritische Beobachter wird seine Skepsis gegenüber der

Wirksamkeit homöopathischer Arzneien vollends ablegen können, wenn er in eigener therapeutischer Erfahrung erleben kann, wie sie sogar bei äußerer Anwendung, z.B. in Salbenform, ihre Wirksamkeit entfalten. Genannt seien Cuprum metallicum D 5 bei Neigung zu Spasmen; Magnesium phosphoricum D 6 bei Verhärtungen der Oberhaut bis zu Warzenbildungen und Aurum metallicum D 4 (Goldsalbe) bei Herzstolpern, Herzjagen und Herzstichen.

Für denjenigen, der sich mit einer homöopathischen Behandlung auch an ein ausgeprägtes Krankheitsbild heranwagen möchte, sei beispielsweise die Hyperthyreose (Überfunktion der Schilddrüse) genannt: In fast zwanzigjähriger praktischer Tätigkeit mußte der Autor niemals chemische Thyreostatika einsetzen, immer ist es mit homöopathischen Arzneien gelungen, die durch Laborparameter objektiv zu verfolgenden Krankheitsäußerungen zu beseitigen, d.h. den Betreffenden von seiner Krankheit echt zu heilen. Dies gelang im wesentlichen mit Hochpotenzen von Jodum D 30, Thyreoidea D 30; dazu Cuprit D 3, Lycopus D 3, um hier nur die wichtigsten Mittel zu nennen. Bei der akuten Schilddrüsenentzündung empfiehlt sich Thyreoidea D 15 und Argentum D 30.

Wie Statistiken aufweisen, sind Schmerzen die häufigste Veranlassung, warum Menschen einen Arzt aufsuchen. So nimmt die Schmerztherapie in der praktischen Medizin einen weiten Raum ein. Dabei müssen die Ursachen im Einzelfalle genau erforscht werden. Häufig handelt es sich um entzündliche oder rheumatische Prozesse. An zweiter Stelle stehen Migräne, Herz- oder Leibschmerzen. Dann folgen schon die durch Tumore ausgelösten Schmerzen.

Ein Großteil der Krankheitsprozesse geht mit Schmerzen einher; sie sind einerseits die Wegweiser für die Krankheitsursachen und andererseits die schwerwiegendsten Auswirkungen einer Krankheit, von denen Menschen betroffen sein können. Die dagegen wirksamsten homöopathischen Arzneimittel werden ihrerseits gerade aus den extremsten Stoffbildungen der Natur gewonnen, nämlich aus pflanzlichen oder tierischen Giften.

An erster Stelle wäre hier Aconitum napellus zu nennen, der Eisenhut; er ist eine Gebirgspflanze, die zu den Hahnenfußgewächsen gehört und in dieser Familie eine ganz außergewöhnliche Sonderstellung einnimmt. Er zählt zu den giftigsten Pflanzen, die wir kennen, sein Alkaloid Aconitin ist um ein Vielfaches giftiger als die sonstigen bekannten Pflanzengifte. So hilft Aconitum bei Nervenschmerzen vor allem in der Kopfregion als Aconitum D 30; bei fiebrigen Erkrankungen, die mit Schmerzen einhergehen, auch als Aconitum D 4. Aconitum ist überhaupt eine der bekanntesten Arzneien der Homöopathie, da es vor allem auch bei Kleinkindern mit fieberhaften Erkrankungen und im Zuge der typischen Kinderkrankheiten besonders heilsam sein kann.

Des weiteren haben sich in der Behandlung von neuralgischen und rheumatischen Beschwerden – je nach Krankheitsbild – Gelsemium D 4, Belladonna D 6 und Rhus toxicodendron D 30, der Giftsumach, bestens bewährt. Bei rheumatischen Prozessen kommen außerdem Zubereitungen von Bryonia und Formica in Betracht; letzteres auch vorbeugend als Formica D 6, wenn allgemein die Tendenz zu rheumatischen Erkrankungen besteht.

Die oft spektakulärsten Erfolge kann man mit Schlangengiften erzielen. Hier seien besonders Naja tripudians, Lachesis und Crotalus genannt. Dabei orientiert man sich bei der Mittelwahl am besten am Vergiftungsbild oder am Arzneibild der Homöopathie. Aber auch mit anderen Schlangengiften kann man großartige therapeutische Erfolge erzielen. Hier sind für eine zukünftige Arzneiforschung sicher noch viele Möglichkeiten offen.[3]

An Giftpflanzen und Giftieren läßt sich besonders gut studieren, wie die ins Extrem getriebenen Naturvorgänge zu Stoffbildungen führen, die in potenzierter Form vorzügliche Heilmittel liefern; dies ist insofern verständlich, als Krankheitsprozesse ihrerseits – wie oben dargestellt wurde – von der gesunden Mitte abweichende Vorgänge darstellen. So kann auch der erfahrene Fachmann immer wieder aufs neue erstaunt sein, in welch wunderbarer Weise diese Dinge zusammenstimmen und welche Heilwirkungen mit derartigen Arzneien zu erzielen sind.

Diese mehr als Anregungen gedachten, aphoristisch gegebenen Hinweise mögen den fachkundigen Leser zur eigenen homöopathischen Therapie ermuntern. Dabei soll ein wichtiges Kapitel der praktischen Medizin, das in letzter Zeit einen immer breiteren Raum einnimmt, noch genannt werden, nämlich die arthrotischen Erkrankungen und die degenerativen Wirbelsäulen- und Bandscheibenerkrankungen.

Bei letzteren hat sich vor allem bei chronischen Störungen mit Bindegewebsschwäche und Abnützungstendenzen Bambusa D 3 – eine Zubereitung aus einer der schnellstwachsenden Pflanzen, der Bambuspflanze, die in den Tropen heimisch ist – ganz vorzüglich bewährt. Hiervon gibt es bereits eine ganze Reihe von Komplexmischungen mit anderen Heilpflanzen, die auf den Stütz- und Bewegungsapparat heilend wirken, wie Symphytum, Ruta graveolens oder gar die kieselreichste Pflanze – die teilweise über 80 Prozent Kieselsäure in ihrer Asche enthält –, der Ackerschachtelhalm, Equisetum arvense.

Bei Arthrosen kann man als Basismittel die Arznei Stannum metallicum D 3 oder D 4 wählen. Mit pharmazeutisch verarbeiteten Metallen oder Metallsalzen lassen sich die tiefgreifendsten Wirkungen auf den menschlichen Organismus erzielen. Neben Plumbum, Cuprum, Mercurius und Aurum spielt vor allem Ferrum, das Eisen in potenzierter Form, in der Homöopathie eine wichtige Rolle. So wie der Mensch äußerlich im kulturellen Schaffen mit dem Eisen die Feuer- und Energiekräfte beherrscht, so beherrscht er auch innerlich über die Wärmekräfte mit Hilfe des Eisens seinen Organismus bis in die letzte Körperzelle.

Von allen Metallen zeigt das Eisen in seinem chemischen Verhalten die vielseitigsten Beziehungen zu anderen Stoffen der unbelebten wie der belebten Natur. So wird es verständlich, daß das Eisen die unterschiedlichsten Körperfunktionen beeinflussen kann und eine wichtige Heilsubstanz darstellt, so z.B. Ferrum ustum bei Anämie, Ferrum muriaticum bei Kreislaufstörungen, Ferrum phosphoricum als Grippemittel, auch vorbeugend, Ferrum carbonicum bei allgemeiner Schwäche, um hier nur einige Beispiele zu nennen.

Natürlich wird man bei schweren Krankheitsfällen oder auch sonst im Bedarfsfalle auf allopathische Mittel nicht verzichten können. Jedoch bringt die homöopathische Arzneibehandlung eine wesentliche Bereicherung und Erweiterung der Therapiemöglichkeiten, vor allem, wenn potenzierte Organpräparate – wie z.B. Cartilago D 6 bei Arthrosen – mit eingesetzt werden. Auf diese Weise lassen sich die organspezifischen Lebensbildekräfte gezielt beeinflussen.

Wie in den Aufsätzen von Ernst Marti und Jürg Himmelsbach dargestellt, ist es heute möglich, durch die Gesichtspunkte der anthroposophisch orientierten Medizin auch einen weiterführenden wissenschaftlichen Zugang zur Homöopathie zu finden. Auf diesem Wege ist es heute jedem Arzt oder Therapeuten möglich, wiederum ein menschengemäßes Verhältnis zum Heilmittel zu gewinnen und eine echte Heilkunst anzustreben.

Denn was für den Maler die Farbe, für den Musiker der Ton, das sind für den Arzt, den Heilkünstler, die Arzneistoffe, die, von der Natur vorgebildet und vom Pharmazeuten weiterverarbeitet, erst durch seine sachgemäße Anwendung zu wirklichen Heilmitteln werden.

JÜRG HIMMELSBACH

Siebzig Jahre Potenzforschung.
Ein Überblick

1. Pharmakologische Grundvorstellungen und Potenzforschung

Homöopathie und anthroposophische Medizin sind beide an der Potenzforschung gleichermaßen interessiert. Erstere, weil sie nur, letztere, weil sie zum größten Teil Therapie mit potenzierten Heilmitteln betreibt. In etwa verwenden beide medizinische Richtungen die gleichen Verfahren des Potenzierens oder Dynamisierens – wie die Herstellung potenzierter Heilmittel auch noch genannt wird. Wo sie sich wesentlich unterscheiden, das ist in der Arzneimittelfindung, den Vorstellungen über Wesensaufbau des Menschen, der Natur der Krankheit und deren Heilung. Die Erörterung dieser Problematik bleibt jedoch außerhalb des Rahmens dieser Arbeit.

Seit zweihundert Jahren werden potenzierte Heilmittel von der klassischen Homöopathie hergestellt, die auf *Samuel Hahnemann* zurückgeht. Als im Jahre 1920 *Rudolf Steiner* eine durch die anthroposophisch orientierte Geisteswissenschaft erweiterte Medizin inaugurierte, hat man unter seiner Leitung mit nicht unwesentlichen Modifikationen, was die rhythmische Verarbeitung betrifft, die Potenziermethode der klassischen Homöopathie übernommen. Sie ist Richtlinie aller anthroposophischen Heilmittelhersteller, insofern sie potenzierte Heilmittel herstellen.

Es sei nun die Frage gestellt: Was ist Potenzforschung, und zu welchem Zweck wird sie betrieben, und welches sind ihre Methoden? Um zu einer klaren Einsicht in die Potenzproblematik zu kommen, müssen wir vorerst einen Blick auf die heute gültigen pharmakologischen Vorstellungen werfen. Diese Vorstellungen sind ein direktes Derivat unseres mechanistisch-deterministischen Weltbildes. Einer der Begründer dieses modernen naturwissenschaftlichen Weltbildes, *Galileo Galilei*, sagt in seinen *Discorsi e demonstrazioni matematiche intorno a due nuove scienzi:* «Wer naturwissenschaftliche Fragen ohne Hilfe der Mathematik lösen will, unternimmt Undurchführbares. Man muß messen, was meßbar ist, und meßbar machen, was zunächst nicht meßbar ist.»[1] Mit anderen Worten: Man muß alles unter der mechanistischen Begriffsschablone betrachten, denn nur unter dieser Bedingung läßt sich das Galileische Postulat realisieren. Diese Forderung ist nicht nur an die Wissenschaft von der «toten», anorganischen Natur, wo sie voll berechtigt ist, sondern auch an die Wissenschaft des Organisch-Lebendigen, die Biologie, gestellt worden und hat sogar in den Bereich der Geistes- und Sozialwissenschaften wie Psychologie, Soziologie, Nationalökonomie Eingang gefunden.

Hier, jenseits der anorganischen Welt, im Bereich des Lebendigen und Geistigen, werden mechanistische Vorstellungen zum Problem. Nur insofern es sich um Zerstörung, Abbau, Ausscheidung «toter» (anorganischer) Materie handelt, können wir messen und wägen, können wir mechanische Gesetzmäßigkeiten feststellen, können wir auch Mathematik – wozu ebenso die statistischen Methoden gehören – anwenden. Bei den Aufbauvorgängen und Erhaltungsprozessen im Bereich des Lebendigen und Geistigen muß jedoch die Mechanik als Verständigungsinstrument versagen. Versuchen wir es trotzdem zu erzwingen, Mechanik auf die lebende Natur, auf Seelisch-Geistiges anzuwenden, so können wir entweder letztere nur zerstören, zersetzen, oder wir als Betrachter machen uns blind gegenüber Tatsachen und verwickeln uns in Widersprüche. Dieses Tatbestandes sollten wir eingedenk sein, wenn wir an die Frage der Wirkung und Wirksamkeit potenzierter Substanzen herantreten, insofern sie lebendigen Organismen wie Pflanze, Tier und Mensch einverleibt werden.

Es kommt nun nicht von ungefähr, daß der Begriff des «Wirkungsmechanismus» in der Lehre der Arzneimittelwirkung (Pharmakologie) eine zentrale Rolle spielt. Wie aber, wenn ein solcher

«Mechanismus» gar nicht existierte? Wenn er nur eine gedankliche Konstruktion wäre, die in der Erfahrungswelt keine Stütze findet? Dies abzuklären, wäre Frage der Erkenntniswissenschaft (Erkenntnistheorie). Das Ergebnis dieser Abklärung könnte weitreichendere Konsequenzen für die Homöopathie und anthroposophische Medizin haben als alle die mehr oder weniger guten Versuche, die in den letzten siebzig Jahren Potenzforschung durchgeführt wurden. Wir wollen am Schluß unseres Aufsatzes darauf zurückkommen.

Analog der Beschreibung der Bewegungsvorgänge beim Zusammentreffen einer bewegten mit einer ruhenden Kugel auf einer horizontalen Ebene mit Hilfe des Impulssatzes werden von der Pharmakologie die physiologischen Vorgänge im tierischen und menschlichen Organismus bei Verabreichung eines Pharmakons dargestellt. Resorption und Verteilung der Wirkstoffmoleküle, deren Bindung an Plasmaeiweiße, Angriff derselben am Wirkort (Rezeptor) werden mittels mathematischer Formeln quantitativ behandelt: Massenwirkungsgesetz, Dosis-Wirkungsfunktion etc. bilden das Instrumentarium für die Beschreibung der lückenlosen Kausalkette stofflicher Vorgänge. Für diese mechanistische Vorstellungsart ist ein biologisches System wie der Mensch oder das Tier eine Agglomeration von Geweben und Zellen, die aus «molekularen Strukturen» bestehen. Sollen in diesem System stoffliche Transformationen stattfinden, so müssen Wirkstoffe in frei zirkulierender, molekularer Form an geeignete Rezeptoren – die auch wieder molekular vorgestellt werden – gelangen und mit diesen reagieren. Man stellt sich diesen Vorgang analog der «Schlüssel-Schloß-Beziehung» vor, d.h. dem System zugeführte Moleküle, die keine geeigneten Rezeptoren finden, werden als physiologisch inerte Stoffe bzw. «Ballaststoffe» bezeichnet. Hat ein Molekül dagegen seinen «Rezeptor» gefunden, kann es als «Wirkstoff» (Agonist) eine Kette weiterer molekularer Vorgänge auslösen oder als «Blocker» (Antagonist) eine solche Kausalkette unterbrechen. Im ersten Falle wird am Ende einer solchen Kausalkette irgendein meß- oder zählbarer physiologischer Vorgang stehen, wie z.B. die Veränderung der Atemfrequenz, der Pulsfrequenz, des Blutdruckes, der Wärmeregulation, der inneren und äußeren Sekretionen usw., oder aber ein psychischer Vorgang, wie z.B. Schmerzbefreiung, Bewußtseinsdämpfung, Erregungshemmung oder Antriebssteigerung. Im zweiten Falle, d.h. einer Blockierung des Rezeptors, kann je nachdem, ob ein Teil oder alle Rezeptoren von den spezifisch zugeordneten Blockermolekülen «besetzt» sind, eine Reduktion oder das völlige Ausbleiben entsprechender physiologischer oder psychischer Reaktionen beobachtet werden. Die Spezifität der erwähnten Schlüssel-Schloß-Beziehung zwischen Wirkstoff bzw. Blocker-Molekül und Rezeptor-Molekül beruht auf der räumlichen Struktur ihrer Atome, im besonderen auf der Anordnung der funktionellen Gruppen innerhalb deren Gesamtstruktur. Mit andern Worten: Es muß eine bestimmte Affinität zwischen den beiden Molekültypen – dem Agonisten/Antagonisten einerseits und dem Rezeptor andererseits – bestehen, damit ein sogenannter Reiz entsteht und dadurch ein Effekt ausgelöst wird. Dabei tritt die temporäre, reversible Bindung der Wirkstoff-/Blocker-Moleküle an den Rezeptor in Form verschiedener Bindungstypen auf: Ionenbindungen, Wasserstoffbrückenbindungen, hydrophobe Bindungen durch van der Waalsche Kräfte etc. Ferner ist noch festzuhalten, daß die vorhin erwähnte Spezifität der Agonisten/Antagonisten in bezug auf den Rezeptor nicht auf ein einziges Molekül beschränkt ist, sondern sich auf eine ganze Gruppe ähnlich strukturierter Moleküle bezieht, die dann in Konkurrenz um den gleichen Rezeptor treten können; man spricht dann von kompetitivem Angriff der Agonisten und Antagonisten am gleichen Rezeptor, wobei es völlig gleichgültig ist, ob ein Agonist bzw. Antagonist von außen als Pharmakon dem Körper zugefügt wurde oder ob er als physiologische Substanz auf endokrinem Wege im körperlichen Flüssigkeitssystem auftritt bzw. zirkuliert. Als ein schönes Beispiel zur Illustration dieser Anschauung kann die Konkurrenz zwischen Neuropharmaka und Neurotransmittern um den gleichen Rezeptor herangezogen werden.

Es wurde dieser Gedankengang der modernen Pharmakologie deshalb in etwas gedrängter Form dargestellt, weil er die Grundlage der Beurteilung der Homöopathie und Potenzforschung durch die

Wissenschaft bildet, wie sie durch die meisten der akademischen Institute vertreten wird. Die Materie, die aus unzusammenhängenden Bausteinen, wie Elementarteilchen, Atomen und Molekülen, vorgestellt wird, kann, wenn sie einem lebendigen Organismus zugeführt wird, nur dann zur Wirkung kommen, wenn ihre Teilchen am Wirkort (Rezeptor) anwesend sind, um eine temporäre Bindung eingehen zu können. Es versteht sich nun von selbst, daß es für die Vertreter dieser naturwissenschaftlichen Ansicht eine große Zumutung bedeuten muß, wenn Homöopathen oder anthroposophische Ärzte potenzierte Heilmittel mit Potenzen über C 12 oder D 24 in der Therapie verwenden, wo nach ihrer Ansicht schlichtweg keine Wirkung mehr stattfinden kann, weil keine Moleküle mehr «anwesend» sind. Die sogenannte Avogadro-Konstante (N_A), die angibt, wie viele Moleküle in einem Mol^2 einer beliebigen Substanz vorhanden sind, gilt als absolute Schwelle: Sie beträgt nach neuesten Bestimmungen *(6,02311 ± 0,00016) · 10^{23} Moleküle / Mol.* Wenn also therapeutische Erfolge mit Potenzen jenseits von C 12 bzw. D 24 erzielt worden sind, so können diese nach Auffassung der heutigen Naturwissenschaft nur auf Täuschung bzw. Selbsttäuschung beruhen. Die suggestive Wirkung des Arztes bzw. des Arzneimittels (Placeboeffekt) sei für den Erfolg verantwortlich, oder es handle sich um das, was man schlicht Spontan- oder Selbstheilung nennt (was immer auch man darunter verstehen will oder kann). Ferner kann man noch die Verschleppung von Molekülen beim Potenziervorgang über jene definierte Grenze von C 12 bzw. D 24 hinaus als Ursache von therapeutischen Wirkungen betrachten; man nimmt dabei an, daß bei der Einglasmethode durch Adsorption von Molekülen an den Gefäßwänden oder bei der Mehrglasmethode durch «unsauberes» Arbeiten, bei beiden Potenziermethoden durch die Anwesenheit fremder Moleküle in den Verdünnungsmedien eine solche Wirkung auch dort noch erzielt werden kann, wo theoretisch, gemäß der errechneten Konzentration, keine mehr stattfinden sollte. Eine andere Erklärung für die Wirkung von Hochpotenzen kann es nach dieser Auffassung nicht geben. Lassen wir an dieser Stelle einen modernen Pharmakologen zu Worte kommen. Gustav Kuschinsky sagt zum Stichwort «Homöopathische Mittel, Kritik der homöopathischen Lehre»:

«Keine der Hahnemannschen Anschauungen hat einer wissenschaftlichen Kritik standgehalten. Die noch von Hahnemann durchgeführten Arzneiprüfungen an Gesunden erfolgte ohne Kontrolle, so daß es kein Wunder ist, daß eine phantastisch große Zahl von Symptomen von den Versuchspersonen produziert wurden. Bei den klassischen Untersuchungen hatte z.B. Tierkohle 190, Holzkohle 720 Symptome erzeugt. Die heutigen Schüler Hahnemanns glauben nicht mehr alles, was Hahnemann glaubte; trotzdem wird auch heute nicht auf die ursprüngliche Art des Verdünnens verzichtet (sie ist in das amtliche homöopathische Arzneibuch übernommen worden) und an die Erfolge der Verdünnungsprozedur geglaubt; denn sonst würde man heute nicht mehr Graphit, also Kohlenstoff, Holz- oder Tierkohle, Kochsalz, Kieselsäure in kleinen Mengen geben, die an den Gehalt in der normalen Nahrung nicht heranreichen. Die Arzneiprüfung am Gesunden müßte also in allen Fällen unter wissenschaftlichen Kautelen wiederholt werden. Die Wirkung der kleinen Dosen bei den ähnlichen Krankheiten müßte erst wirklich nachgewiesen werden. Eine Verdünnung von D 22 wird erreicht, wenn man ein Glas Wasser mit dem Wasser sämtlicher Weltmeere vermischt. Praktisch sind aber Verdünnungen über D 10 bis D 12 nicht möglich. Die Verdünnungsmittel selbst, Weingeist, Milchzucker und destilliertes Wasser enthalten Natrium, Kalium, Eisen, Mangan, Phosphat, Silikat usw. in Mengen zwischen D 3 und D 6. Keine nach dem Prinzip der Homöopathie-Lehre durchgeführte therapeutische Maßnahme beruht auf wissenschaftlich gesicherten Erkenntnissen. In allen Einzelfällen, die bisher nachgeprüft wurden, ließ sich keine spezifische Wirkung zeigen. Die zahlreichen Erfolge der Homöopathie beruhen auf der suggestiven Wirkung, die noch dadurch vermehrt wird, daß der Arzt beim Erheben der Anamnese durch seine Fragen nach Symptomen und Modulationen bei dem Patienten den Eindruck erzeugt, daß er *eine genaue Einsicht in die Hintergründe der Krankheit* hat. Die Untersuchungen über die Wirkungen von Placebo haben gezeigt, welche starke suggestive Wirkung eine Scheintherapie ausüben kann. Die homöopathische Therapie ist eine derartige Placebotherapie. Da man damit rechnet, daß ein hoher Prozentsatz der von den Patienten in der ambulanten Praxis geäußerten Beschwerden auf psychischem Wege ausgelöst oder psychisch überlagert ist, ja daß selbst schwere organische Erkrankungen wesentliche Besserungen zeigen können, ist durchaus nichts dagegen einzuwenden, wenn der Arzt sich einer Placebo-Therapie bedient. In diesem Sinne mag er auch homöopathische Arzneimittel benutzen, zumal er auch mit hohen Dosen keinen Schaden anrichten kann. Eine homöopathische Behandlung darf aber nicht durchgeführt werden, wenn dabei durch das Unterlassen einer wirksamen Pharmakotherapie der Patient Schaden erleiden würde. [...] Der Arzt darf aber *keineswegs* aus den therapeutischen Erfolgen mit einem homöopathischen Mittel oder einem andern Placebo den Schluß ziehen, daß er diese Erfolge durch eine *pharmakologische Wirkung* seiner Mittel erreicht hat.»[3]

Aus diesem Zitat geht die allgemeine wissenschaftliche Haltung gegenüber der Homöopathie hervor. Der Phalanx derjenigen Naturwissenschaftler – und dazu gehören auch die modernen Ärzte und Pharmakologen –, die sich auf die oben dargestellten Anschauungen stützen, stehen nun jene Verfechter der potenzierten Heilmittel gegenüber, die einen ganz anderen Materiebegriff, einen anderen Substanzbegriff haben. Als einer der Anführer der letzteren ist *Christian Friedrich Samuel Hahnemann* (geb. 1755 in Meißen, gest. 1843 in Paris), der Begründer der Homöopathie, zu betrachten. In seinem *Organon der Heilkunst*[4] umreißt er mit klaren Worten, daß er beim fortgesetzten Verdünnen der Substanz sozusagen die ponderable Hülle derselben verflüchtigt und den imponderablen Kern zur Wirkung und Wirksamkeit bringt, so daß er sich gezwungen sieht, die «innern Arzneikräfte» als «geistartig» zu bezeichnen. Wir können auf das Zitieren der einschlägigen Stellen verzichten, da dies hier in den Beiträgen von Willem F. Daems und Ernst Marti bereits ausführlich getan wurde.

Ein anderer führender Vertreter eines nicht mechanistisch-starren Substanzbegriffs war der bereits erwähnte Begründer der Anthroposophie: *Rudolf Steiner.* Er hat mit seinem Vortragszyklus *Geistes-wissenschaft und Medizin,*[5] den er 1920 vor Ärzten und Medizinstu-denten hielt, die anthroposophische medizinische Bewegung in-auguriert, die er nicht als Opposition zur naturwissenschaftlichen Medizin der Hochschulen gesehen haben wollte, sondern als «eine Erweiterung» der Heilkunst nach geisteswissenschaftlichen Erkennt-nissen (vgl. den entsprechenden Buchtitel[6]) betrachtete. Für Steiner war seine anthroposophisch orientierte Geisteswissenschaft die kon-sequente Fortsetzung der Naturwissenschaft, vor allem was ihre Me-thode betrifft.[7] Im 11. Vortrag des erwähnten Zyklus kommt er auf die Arzneizubereitung und auf die Methode der Homöopathen der Hahnemann-Schule zu sprechen, die durch das Potenzieren die Heil-kräfte der Substanzen stufenweise aufschließen, wobei er darauf hinweist, daß dieses Aufschließen nicht linear verläuft, sondern in Kurven, die für jede Substanz spezifisch zu ermitteln sind.

Mit diesen Vorträgen hat Rudolf Steiner nicht nur den Anstoß zur Heilmittelherstellung auf anthroposophischer Grundlage gege-ben, sondern auch die Potenzforschung im engeren Sinne angeregt, die bis 1920 gar nicht in der Form existierte, wie sie heute von anthroposophischer wie homöopathischer Seite her betrieben wird. Man kann füglich sagen: Von der Begründung der Homöopathie vor zweihundert Jahren bis zum Jahre 1920 hat diese Therapieschu-le ihre wissenschaftlichen Bedürfnisse allein durch die Arzneimittel-prüfung am Gesunden zur Erlangung des Arzneimittelbildes und durch die Einzelfallbeschreibung am Krankenbett, d.h. durch die Dokumentation des Therapieerfolges bzw. -mißerfolges mit poten-zierten Heilmitteln, befriedigt. Zur Anwendung anderer Methoden des Wirkungs- bzw. Wirksamkeitsnachweises hat sie sich zunächst nicht veranlaßt gefühlt. Hahnemann und seine Schüler waren von ihrer Therapie so überzeugt, daß sie vorerst kein Bedürfnis empfan-den, gegen die Allopathen mit Wirkungsbeweisen anzutreten. Der Erfolg am Krankenbett war ihnen eine Gewißheit. Und so war es durch das ganze 19. Jahrhundert bis ins 20. Jahrhundert hinein geblieben – beweist doch die Homöopathie eine Beständigkeit ihrer grundsätzlichen Methoden, um die sie die Schulmedizin in der gleichen Zeitspanne wahrhaftig nur beneiden konnte. Von der Anwendung drastischer Arzneimittel (starker Purgiermittel, Expektorantien, Quecksilbersalzen an der Grenze des Toxischen etc.), verbunden mit der Methode des häufigen Schröpfens, über den therapeutischen Nihilismus bis zur modernen Chemo-, Hormonsubstitutions- und Psychopharmaka-Therapie hat diese Schulmedizin tiefgreifende Wandlungen durchgemacht und wurden ihre Grundlagen stark erschüttert. Die Homöopathie hat sich parallel dazu vergleichsweise konstant entwickelt, wenn man davon absieht, daß in ihrer Anfangsphase das Suchen nach dem richtigen Verdünnungsverhältnis oder der richtigen Anzahl Schüttelschläge einen gewissen Unsicherheitsfaktor darstellte.

Mit dem Aufkommen der modernen Pharmakotherapie hat sich aber die Situation durchgreifend verändert. Die Pharmakologie mit ihren präklinischen Wirkungs- und Unbedenklichkeitsnachweisen mittels In-vitro- und In-vivo-Experimenten – letztere vor allem am Tier – und den Wirksamkeitsnachweisen mittels kontrollierter, prospektiver klinischer Prüfungen glaubt damit einen verbindlichen Maßstab definieren zu können, an dem alle Arzneimittel – also auch die homöopathischen – gemessen werden sollen. Was als Arzneimittel nicht vor dem Forum dieser Pharmakologie Bestand hat, soll eliminiert werden.

Bevor diese moderne Pharmakologie mit ihren Anforderungen an die Prüfungsmethoden der Arzneimittel als etablierte Größe auftrat, hat deshalb schon Rudolf Steiner in weiser Voraussicht seinen Schülern die Anregung gegeben, Arzneiprüfungen, die über jeden Zweifel in bezug auf suggestive Beeinflußbarkeit ihrer Resultate erhaben seien, durchzuführen. Unmittelbarer Anlaß war eine Tierseuche in Südwestdeutschland und die Suche nach der richtigen Dosierung eines dafür geeigneten Arzneimittels. Dies war die Geburtsstunde der Potenzforschung im heutigen Sinne.

Ihr Hauptthema war deshalb von Anfang an und ist es bis heute geblieben: der Wirkungsnachweis mit In-vitro- und In-vivo-Experimenten an physikalischen Systemen, Pflanzen und Tieren sowie an Organen bzw. Zellverbänden der beiden letzten und der Wirksamkeitsnachweis im therapeutischen Einzelfall am kranken Tier und Menschen sowie mit Hilfe der kontrollierten, prospektiven klinischen Prüfung am Patienten- oder am Tierkollektiv. Daneben beschäftigt sich die Potenzforschung mit Fragen wie:

- Welches ist das optimale Verdünnungsverhältnis (1:3, 1:7, 1:10, 1:12 oder 1:100)?
- Wie lange oder wie oft soll geschüttelt, wie lange soll verrieben werden?
- Welches ist das beste Verdünnungsmedium?
- Welches ist die beste Methode zum Erstellen der Potenzen – Einglas- oder Mehrglasmethode?
- Welche Manipulationen stören die Potenzwirkung (Filtrieren, Zentrifugieren, Erhitzen, Ultraschallbehandlung etc.)?
- Welche externen Faktoren (Klima, Planetenkonstellationen) beeinflussen die Potenzwirkung?

Wenn man, wie gesagt, das Jahr 1920 als Geburtsstunde der Potenzforschung im engeren Sinn auffaßt, so sind bis heute etliche Zusammenfassungen und Überblicke in unregelmäßigen Abständen erschienen,[8] auf deren Grundlage wir unsere Zusammenfassung aufgebaut haben.

Machen wir einen Gang durch die mehr als siebzig Jahre Potenzforschung, indem wir jene Experimente und Studien aufführen, die uns ein Bild von der Vielfalt der Bemühungen vermitteln, wie man auf die oben erwähnten Fragen dieses Forschungsbereichs eine Antwort zu erhalten versuchte. Dabei sollen Methoden und Resultate zur Sprache kommen, die dem Leser am Ende dieses Ganges einen Überblick über den Stand dieser Forschung geben; es kann sich aber hier nicht um eine bewertende Darstellung der einzelnen Studien und Experimente handeln. Es versteht sich von selbst, daß im Rahmen dieser Arbeit nur eine sehr beschränkte Auswahl zur Sprache kommen kann. Bevor wir uns dieser Betrachtung zuwenden, sei noch ein kurzer Rückblick auf die Zeit vor 1920 gestattet.

Wir haben bereits erwähnt, daß in der Zeit bis zur Begründung der anthroposophischen medizinischen Bewegung durch Rudolf Steiner im Jahre 1920 eine Potenzforschung im engeren Sinne nicht bestand. Das Bestreben Samuel Hahnemanns und seiner Schüler war in erster Linie darauf gerichtet, die materia medica homöopathica zu erweitern. Dabei wurde mittels Arzneiprüfung am gesunden Menschen die Symptomatik der Reaktionen auf die Verabreichung der einzelnen Arzneisubstanzen erfaßt und exakt beschrieben. Durch das «Simile-Prinzip» ließen sich dann die Indikationen dieser Arzneisubstanzen festlegen und ihre therapeutische Anwendung definieren. Mit Hilfe der Einzelfallbeschreibung konnte anschließend der therapeutische Einsatz am Patienten begutachtet werden.

Es soll schon hier darauf hingewiesen werden, daß diese Methodik heute keinesfalls geringgeachtet werden darf, denn das, was wir gewohnt sind, als «wissenschaftlich» anzuerkennen, hat noch keineswegs alle erkenntniskritischen Klippen umschifft. Wir werden auf diese Frage am Schluß des Aufsatzes zurückkommen.

2. Rudolf Steiner und Lili Kolisko

Wie schon ausführlich in der Einleitung zitiert, hat Rudolf Steiner 1920 davon gesprochen, daß man sich, wenn man eine Substanz potenziert, zunächst in einem Bereich bewegt, wo die Wirkung der ponderablen Substanz allmählich abnimmt, bis man zu einem «Nullpunkt» kommt. Fährt man mit dem Potenzieren fort, gelangt man in einen Bereich, wo sich die Substanzwirkung gleichsam umkehrt, d.h. sie geht sozusagen ins Potenziermedium über. Schreitet man mit dem Potenzieren auf diesem Weg weiter, erreicht man erneut einen «Nullpunkt», jenseits dessen die Substanz wieder im Sinne des ersten Bereiches wirkt, d.h. es findet eine zweite Wirkungsumkehr statt (vgl. die Ausführungen von Ernst Marti, S. 49ff.). Steiner wollte diese Kurve dreidimensional dargestellt wissen. Ferner wollte er diese Kurve für jede Substanz ermittelt haben.

Dies wurde dann von Lili Kolisko (1899 – 1976) «als schöne Aufgabe» entgegengenommen. Unmittelbarer Anlaß war eine Maul- und Klauenseuche, die in der Umgebung von Neresheim (Württemberg) von 1920 bis 1921 aufgetreten war. Steiner gab ein Medikament aus Coffea tosta (gerösteter Kaffee) an. Es stellte sich nun die Frage, wie man die richtige Konzentration für dieses Heilmittel finden könne. Steiner gab zur Antwort: «Lassen Sie Samenkörner in verschiedenen Verdünnungen des Heilmittels keimen. Sie werden dann eine Kurve bekommen, die Ihnen den Vitalisierungsvorgang im Körper der Kuh widerspiegelt.» Als mit den Keimversuchen begonnen wurde, mußte zuerst die Pflanze gesucht werden, die sich als Indikator eignete. Aus den verschiedenen Pflanzensamen wie der Bohne, der Erbse, der Linse und des Weizens wurde der letztere als geeignet befunden, da er von der Jahreszeit unabhängig war. Es mußte hundertprozentig keimfähiges Saatgut verwendet werden. In eine Reihe gleich großer Glasschalen wurden die gleichen Quanten der aufeinanderfolgenden Potenzen gegeben. Zum Vergleich füllte man eine Reihe Gläser nur mit dem entsprechenden Quantum Wasser. Für die Testreihe wurden jeweils die Dezimalpotenzen von der Verdünnung 10^{-1} bis 10^{-60} verwendet. Als Testsubstanzen wurden pflanzliche Heilmittel bzw. Mineralsalze eingesetzt. Die Glasschalen wurden dann je nach Versuch und Jahreszeit mit zwanzig bis dreißig Samenkörnern beschickt. Die Keimung wurde kontinuierlich beobachtet und nach einem definierten Zeitintervall (meist nach drei Tagen) photographisch festgehalten. Da das Ausmessen der ausgekeimten Pflanzen schwierig war, um rechnerisch erfaßbare Kurven zu erhalten, dehnte man die Keimversuche zu Wachstumsversuchen aus. Das Vorgehen war analog den Keimversuchen: Blumentöpfe oder Glasschalen wurden mit Erde beschickt, die Weizenkörner darauf eingelegt und mit den Potenzen anschließend begossen. Nach vierzehn Tagen wurden die Wurzel und die beiden entwickelten Blätter gemessen (Abb. 1). Hatte man bei den Keimversuchen rein qualitativ festgestellt, daß sich nach einem gegebenen Zeitintervall eine oszillierende Kurve der Maxima

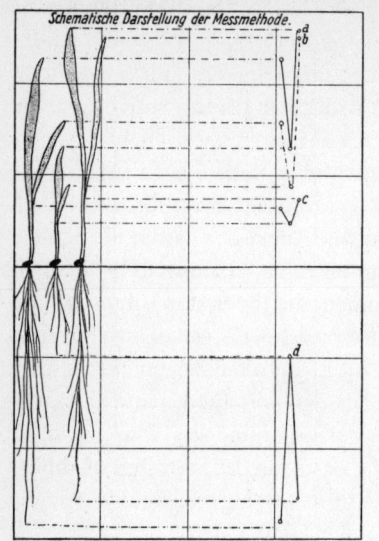 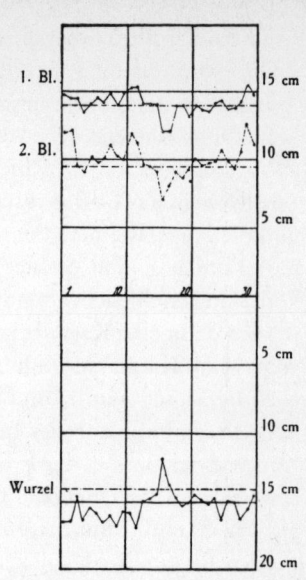

Abb.1: Schematische Darstellung
der Meßmethode.

Abb. 2: Durchschnitts-
Wachstumskurve mit Eisensulfat
(Maßkurve).

I. Potenzversuch mit Eisensulfat, ausgeführt in Erde.

und Minima in bezug auf die Entwicklung der keimenden Pflanzen – je nach Potenz, die als «Düngermedium» eingesetzt wurde – bildete, so war beim jetzigen Wachstumsversuch eine quantitativ darstellbare Kurve entstanden, die auf Längenmessungen (Abb. 2 und 3) bzw. Wägungen (Abb. 4) beruhte.

Betrachten wir Abbildung 2 etwas näher: Auf der Abszisse sind die Potenzen D 1 bis 30, auf der Ordinate sind die Blatt- und Wurzellängen spiegelbildlich in bezug auf die Abszisse aufgetragen. Die Durchschnittswerte aus den Längenmessungen der einzelnen Pflanzen, die unter der gleichen Potenz gekeimt haben bzw. gewachsen sind, werden als Punkte in das gegebene Koordinaten-

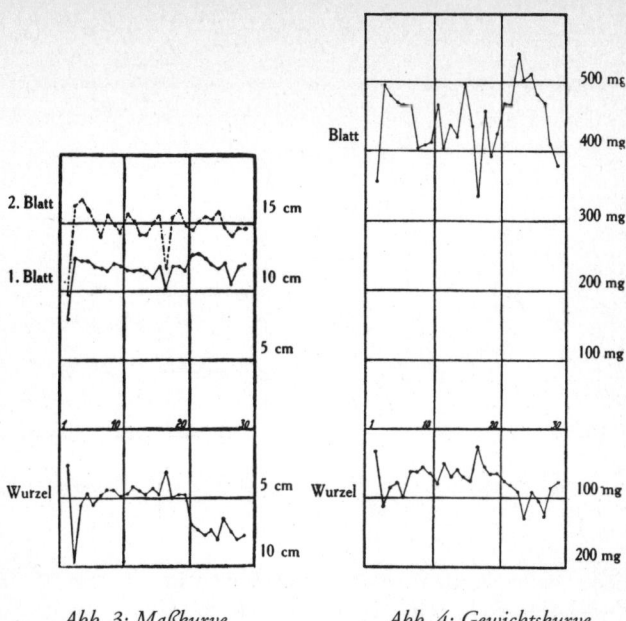

Abb. 3: Maßkurve.   Abb. 4: Gewichtskurve.

II. Potenzversuch mit Eisensulfat, ausgeführt in Probierröhrchen.

system eingetragen. Die einzelnen Punkte werden mit Geraden verbunden. Wie man feststellen kann, ergibt das für die Wurzel und die Blätter spiegelbildliche Kurven mit mehreren Maxima und Minima. Ein absolutes Minimum liegt bei D 16 (Wachstumshemmung) und ein ebensolches Maximum bei D 29 (Wachstumsförderung). Die strichpunktierten Parallelen zur Abszisse geben die Mittelwerte der Wasserkontrollen an. Der vorliegende Versuch wurde mit Eisensulfat in Erde durchgeführt. Abbildung 3 und 4 beziehen sich auf einen Versuch mit Eisensulfat ohne Erde in sogenannten Probierröhrchen. Die Weizenkörner wurden auf einem Ring aus Glaswolle an der Oberfläche der Röhrchen schwebend gehalten.

105

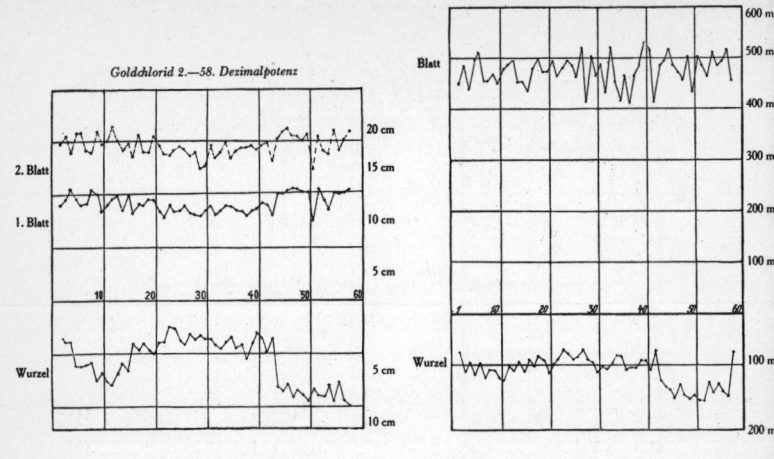

Abb. 5: Maßkurve.   *Abb. 6: Gewichtskurve.*

Für jede Potenz wurden zwanzig Röhrchen verwendet (ein Weizen-korn pro Röhrchen). Abbildung 3 gibt die Maßkurve der Längen, Abbildung 4 die Gewichtskurve. Beim Wägen wird vorher die Pflanze vom Korn getrennt, Wurzeln und Blätter isoliert erst an der Luft, dann im Trockenschrank bei 110°C zur Gewichtskonstanz getrocknet, der Trockenrückstand dann gewogen. Vergleicht man die Kurven aus dem «Erde»-Versuch mit dem Probierröhrchen-Test, so sieht man eine gewisse Übereinstimmung; eine ebensolche Über-einstimmung findet man zwischen Maß- und Gewichtskurve. Ein 1926 durchgeführter Probierröhrchentest mit Goldchlorid von D 2 bis D 58 zeigt eine gewisse Dreigliederung der entsprechenden Kurven. Das erste Glied erstreckt sich bis zur D 20 (Blattwachs-tum) bzw. D 23 (Wurzelwachstum), das zweite Glied bis D 42/ D 43 zeigt eine deutliche Wachstumsabnahme bis auf das Niveau des ersten Gliedes. Friedwart Husemann[9] ist der Meinung, daß damit bereits 1923 und 1926 der Wirkungsnachweis für Hoch-potenzen gelungen sei. Es gab damals schon[10] wie heute noch kriti-sche Stimmen. Marco Righetti[11] anerkennt die Arbeit Koliskos als

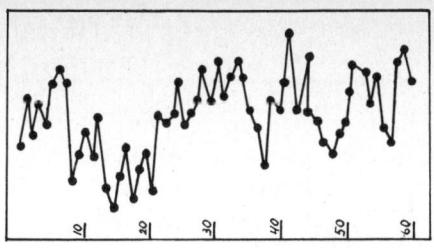

Abb. 7: Steighöhenversuch mit Bleinitrat.
1.– 60. Dezimalpotenz. Schüttelungszeit 4 Minuten.

Pionierleistung: Er ist der Meinung, daß zwar ihre Daten und Statistiken nach heutigen Standards nicht genügen, doch glaubt er, daß von Kolisko ein stimulierender Effekt ausging, der andere Forscher und Forschergruppen zu Arbeiten veranlaßte, deren Resultate dann statistischen Anforderungen genügen konnten. Ferner weist Righetti auf die vielen Versuche hin, die von Kolisko zwischen 1923 und 1959 mit den verschiedensten Substanzen vorgenommen wurden und die immer wieder sinusförmige (sinusoidale) Kurven zeigten, wie sie auch bei Versuchen anderer Forscher zum Vorschein gekommen sind, die aber nach Righetti bis 1988 als Phänomen nicht einwandfrei «erklärt» werden konnten. Es sei hier nur nochmals auf den Goldchloridversuch verwiesen (Abb. 5 und 6), bei dem Lili Kolisko 1926 jene dreigliedrige Kurve gefunden hat, die vielleicht eine Bestätigung jener drei Phasen darstellt, die Rudolf Steiner in seinem Medizinerkurs 1920 vorausgesagt hatte: Bei fortgesetztem Potenzieren werde sich die Substanzwirkung zweimal umkehren, indem sie durch zwei «Nullpunkte» schreite.

Als 1923 die erste Veröffentlichung Koliskos[12] dem Publikum übergeben wurde, bezeichnete Rudolf Steiner dies als ein epochales Ereignis. 1959 faßte Lili Kolisko ihre vierzigjährige Tätigkeit in der bereits erwähnten Publikation[13] zusammen.

Lili Kolisko versuchte 1924 noch mit einer physikalischen Methode, der Kapillar-Analyse oder Kapillar-Dynamolyse, die Wirkung kleinster Entitäten nachzuweisen. In zylindrischen Gläschen wurden die Potenzen der verschiedenen Versuchssubstanzen eingefüllt. Dann wurden Filterpapierstreifen in die Gläschen eingetaucht, so daß die Flüssigkeit im Filterpapier aufsteigen konnte. Für jede Potenz kann damit die Steighöhe ermittelt werden.

Diese Versuche ergaben analoge Kurven wie die Pflanzenwachstumskurven. Abbildung 7 zeigt eine Kurve für die Substanz Bleinitrat von D 1 bis D 60, die sich dreigegliedert darstellt. Dreigliederung ist aber nicht ein Charakteristikum aller Kurven. Es gab zweigliedrige und viergliedrige Kurven je nach Substanz.

Zum Abschluß der Betrachtung der Pionierarbeiten Koliskos seien noch ihre Beiträge zu Nebenfragen der Potenzforschung erwähnt. Mit der Kapillar-Dynamolyse wurde ermittelt, wie lange eine Substanz nach jeweiliger Verdünnung geschüttelt werden muß, damit sich die «richtige Potenzwirkung» ergibt. Dies wurde mit der Steighöhenkonstanz bei zehn Versuchsgläschen, die mit der je gleichen Potenz der gleichen Substanz beschickt wurden, bestimmt, wobei mit steigender Zahl der Schüttelschläge bzw. steigender Schüttelungsdauer die Steighöhen in den zehn Gläschen jeweils verglichen wurden, bis jener Punkt erreicht wurde, wo die Differenzen zwischen den zehn Gläschen ein Minimum erreichten. Es zeigt sich also, daß für jede Substanz eine optimale Schüttelungszeit definiert werden kann, bei der alle zehn Gläschen ungefähr die gleiche Steighöhe aufweisen. Vor wie nach dieser optimalen Schüttelungsdauer waren die Differenzen zwischen den zehn Gläsern so groß, daß ein uneinheitliches Bild entstand, was nach Hinweisen Rudolf Steiners als Inhomogenität in bezug auf die jeweilige Potenzwirkung gedeutet wurde. Abbildung 8 zeigt ein solches Bild für eine pflanzliche Substanz.

Das Fazit aus diesen Versuchen zeigt, daß mehr oder weniger die pflanzlichen Substanzen nach ca. 2 $\frac{1}{2}$ Minuten, die mineralischen Substanzen nach ca. 4 Minuten ihre größte Homogenität und damit ihre größte Wirkungskapazität erreicht haben. Geht man über diese Zeitintervalle hinaus, nehmen Homogenität und dadurch die Wirkungskapazität wieder ab. Damit ist auch die Ansicht Hahne-

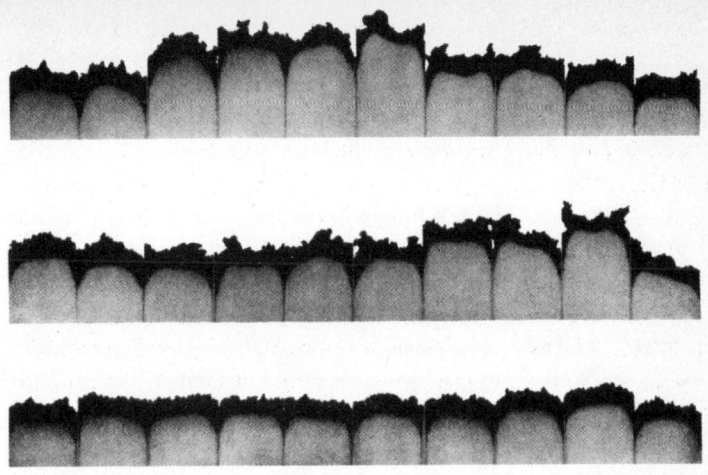

Abb. 8: Der Einfluß des Schüttelns auf die Substanz Coffea praeparata;
obere Reihe ungeschüttelt, mittlere Reihe 28 Schüttelschläge,
untere Reihe 2 ½ Minuten lang geschüttelt.

manns widerlegt, daß die Arznei um so wirksamer sei, je öfter oder
kräftiger man sie schüttle.

Es läßt sich aus diesen letzten Versuchen, zusammen mit den
Wachstums- und den kapillardynamischen Steighöhenversuchen,
ableiten, daß der Verdünnungsvorgang allein noch keine «Potenzierung» bewirkt, sondern im Sinne der Allopathie nur eine Abnahme
der ponderablen Eigenschaften der Substanzen ergibt. Auf der andern Seite geht aus diesen Versuchen hervor, daß durch mehrmali-
ges und längeres Schütteln der gleichen Konzentrationsstufe – was
z.B. beim Transport von Potenzen der Fall sein kann – auch keine
Steigerung der Potenzstufe hervorgehen kann. Erst Verdünnung
und Schütteln kombiniert ergibt das, was wir als Potenz definieren.

Versuche mit den Verdünnungsmedien Alkohol, Wasser und
Milchzucker sowie solche, die den Unterschied zwischen dem

trockenen Weg der Potenzierung (Verreibung) und dem nassen Weg (Verschüttelung) herausarbeiten sollten, wurden über längere Zeit durchgeführt, zeigten auch deutlich verschiedene Kurven mit Weizen als Indikator, doch konnte Kolisko aus diesen keine Schlüsse für die Therapie ziehen. Hier liegt noch ein weites Arbeitsfeld vor.

Was gerade für die erwähnten Versuche gesagt wurde, gilt auch für jene Reihe von Tests, die zur Beurteilung verschiedener Verdünnungsverhältnisse (wie z.B. 1 : 6, 1 : 10, 1 : 99, 1 : 1000) durchgeführt wurden. Es sei nur erwähnt, daß die Kurven für die Verdünnungen 1 : 10 und 1 : 100 gleiche Konfiguration zeigten, nur daß sie sich «im Niveau» unterschieden, wie Rudolf Steiner dies im Jahre 1921 voraussagte. Diese Tests wurden 1935 durchgeführt. Wir haben die Kolisko-Arbeit deshalb etwas ausführlicher behandelt, weil Lili Kolisko in den vierzig Jahren, in denen sie sich um die Potenzforschung bemühte, praktisch alle Themen in irgendeiner Form angegangen ist, die die Potenzforschung nach ihr mehr oder weniger bis heute beschäftigen.

3. Potenzforschung in den zwanziger Jahren

Hermann Junker führte etwa gleichzeitig mit Lili Kolisko Versuche durch mit extrem verdünnten Substanzen, die er am täglichen Wachstum von Paramaecien-Kulturen (Pantoffeltierchen) untersuchte. Dabei kam er zu ähnlichen sinusförmigen Kurven wie Kolisko. Er veröffentlichte seine erste Arbeit 1925.[14] Drei Jahre später publizierte er dann seine zweite Studie,[15] in der er sich eingehend mit Kolisko auseinandersetzte. Er hat aus den Gewichtskurven der Versuche Koliskos die Durchschnittswerte errechnet und diese wieder in einer Kurve dargestellt (Abb. 9).

Auf der Abszisse sind die Potenzen bis D 27 aufgetragen, auf der Ordinate befindet sich die Gewichtsskala. Aus acht Versuchsreihen wurden die Durchschnittsgewichte der Weizenpflänzchen je Potenz

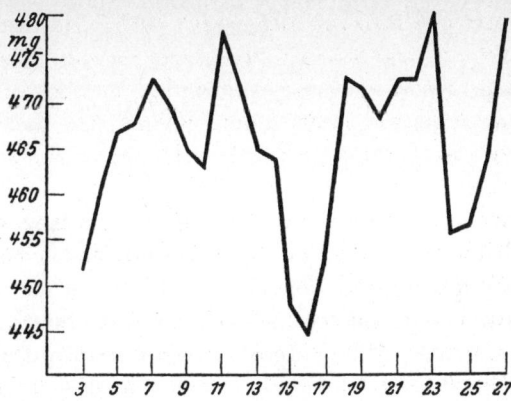

Abb. 9: Kurve des durchschnittlichen Gewichtes der Weizenpflänzchen,
berechnet von Hermann Junker aus acht Potenzverdünnungsreihen
von Lili Kolisko mit Schwermetallsalzen.

ermittelt. Diese Kurve zeigt zwei typische extreme Minima bei der
15. bis 17. Potenz und der 24. bis 26. Potenz.

Der Berliner Chirurg August Bier wandte sich etwa gleichzeitig
der Homöopathie zu, weil ihn deren Erfolge in der Behandlung der
Furunkulose und Wundrose überzeugten. Er führte selber Experimente[16] durch, indem er Patienten Sulfur D 3 und D 6 per os ver-
abreichte und dann die Zunahme der Schwefelausscheidung über
die Haut durch die Gewichtszunahme einer dem Patienten umge-
hängten Silberplatte feststellte – das an der Oberfläche der Silberplatte gebildete Silbersulfid war für die Gewichtszunahme verantwortlich.

In den frühen zwanziger Jahren beschäftigte sich der russische
Pharmakologe N. P. Krawkow[17] am pharmakologischen Laboratorium der Militärmedizinischen Akademie in Petersburg mit dem
Studium der Wirkung minimaler Giftkonzentrationen. Ein mit
steigender Verdünnung rhythmisch verlaufendes Verschwinden
und Wiederauftreten von Wirkungen bei vasokonstriktorischen
und vasodilatatorischen Substanzen wurde am Kaninchenohr be-

111

obachtet. Krawkow konnte Wirkungen bei Verdünnungen bis zu 10^{-32} noch feststellen. K. König[18] führte 1927 mit Kaulquappen-Embryos Versuche durch. Dabei behandelte er diese mit Silber- oder Bleinitrat von D 1 bis D 30 und fand in Abhängigkeit von der Potenzhöhe sinusförmige Mortalitätskurven.

G. B. Stearns beobachtete 1925[19] Kulturen von Fruchtfliegen und stellte fest, daß 50 Prozent der männlichen Tiere an einem vererbten Tumor starben. Wenn er entsprechenden Larvenkulturen Potenzen von Arsenicum album, Quecksilbernitrat und verriebenem Tumormaterial von D 6 bis D 400 beigab, verringerte sich die Todesrate um den Faktor 4 gegenüber den Kontrollgruppen. Eine Wiederholung dieser Studie wäre interessant, da die statistische Auswertung fehlt.

Eine zweite Studie im selben Jahr desselben Forschers[20] untersuchte Meerschweinchen in normaler Umgebung während sechs Monaten unter dem Einfluß einer Tagesdosis Natriumchlorid D 30 bis D 1400. Die Kontrolltiere erhielten nur destilliertes Wasser. Die Testtiere zeigten Appetit-, Gewichts- und Aktivitätsverminderung, eine verminderte Reproduktions- und eine erhebliche Sterberate sowie andere Krankheitszeichen.

4. Potenzforschung von 1930 bis 1950

In der Zeit zwischen 1930 und 1950 war die Zahl der Studien nicht überaus groß, dafür befanden sich solche darunter, die auch noch späterer Kritik standgehalten haben.

W. M. Persson[21] unternahm 1932 unter der Leitung von A. Ginsberg im chemischen Laboratorium des Botanischen Instituts der Akademie der Wissenschaften zu Leningrad Versuche zur Beeinflussung der Fermentation von Stärke bzw. der Beeinflussung der Fibrinolyse mit Potenzen von Quecksilberchlorid bis zu D 120, von Iris versicolor bis zu D 100, von Lycopodium bis zu D 60 und von Pulsatilla bis zu D 30. Bei diesen Versuchen ging es um die Aktivie-

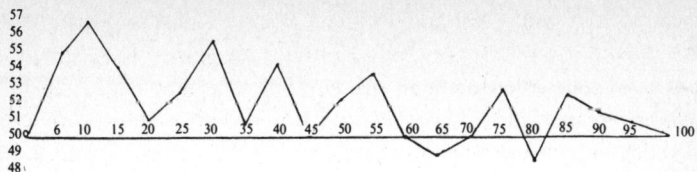

Abb. 10: Die Einwirkung der potenzierten Iris versicolor auf das Enzym Trypsin (nach Persson, 1932).

rung von Enzymen wie Amylase bzw. Pepsin und Trypsin durch diese potenzierten Substanzen. Abbildung 10 zeigt die Einwirkung von Iris versicolor in potenzierter Form auf das Enzym Trypsin.

Auf der Abszisse sind die Potenzen von Iris von D 1 bis D 100 aufgetragen, auf der Ordinate findet man die titrierten Meßwerte des Enzyms Trypsin.

Auch diese Versuche zeigten ein rhythmisches Schwanken der Zu- bzw. Abnahme der Enzymwirkung analog den Wachstums-schwankungen in den Versuchen von Kolisko und Junker. Persson war der Meinung, daß die Arzneiwirkung potenzierter Substanzen auf die Wirkung als Hilfskatalysator in bezug auf die Aktivität der Enzyme zurückzuführen sei, wobei je nach Potenzstufe diese Wirkung als Förderung oder Hemmung der Enzymaktivität auftritt. Persson glaubte ferner, mit dem Studium der Spezifität dieser Hilfs-katalysatorwirkung auf die verschiedenen Enzymsysteme die zentrale Aufgabe der wissenschaftlich-homöopathischen und pharmakologischen Forschung gefunden zu haben. Allerdings konnten Th. Sabalitschka[22] und R. Neufeld[23] (beide Berlin, 1933) aufgrund eigener Nachprüfungen die Ergebnisse Perssons nicht bestätigen.

Trotzdem dienten dessen Studien als Ausgangspunkt für die Versuche von W. E. Boyd (erste Studie: 1941, zweite Studie: 1942, weitere Studien: 1946, 1948 und 1952, publiziert 1954)[24], die in bezug auf die Methodik als die besten gelten. Die erste Studie (1941) umfaßte zwei Testserien, um die Wirkung von Queck-silberchloridpotenzen auf die Fermentation von Stärke durch die

113

Aktivität des Enzyms Malzdiastase zu ermitteln. Einige der untersuchten Potenzen zeigten einen signifikanten hemmenden Effekt, während andere eine eindeutig aktivierende Wirkung hervorriefen. Jedoch ergaben die Potenzen des gleichen Verdünnungsgrades in den beiden Testserien keine identischen Resultate; Boyd vermutete, daß die Muster der Molekül- und Ionenverteilung des gelösten Stoffes zwischen den beiden Serien verschieden sein mußten, sonst hätten nicht verschiedene Ergebnisse aus diesen hervorgehen können. In einer zweiten Studie (1942) dehnte Boyd seine Versuche auf höhere Potenzen des Quecksilberchlorids aus (bis zu C 30), und wieder mußte er feststellen, daß rechnerisch gleiche Verdünnungsstufen in den verschiedenen Testreihen nicht gleiche Ergebnisse zeitigten. Er neigte zu der Ansicht, daß zurückbleibende Mengen des gelösten Stoffes für diese Unterschiede verantwortlich seien. Auf jeden Fall hat diese Studie ein signifikantes Resultat: Eine Verdünnung von 10^{-56} des Ausgangsmaterials zeigte noch eine Wirkung. Da diese Verdünnung weit über der Avogadro-Konstante lag, konnte Boyd dieses Ergebnis nicht erklären. Er nahm es als ein vorläufiges entgegen. Er führte dann 1946, 1948 und 1952 weitere Versuche durch: Wieder testete er die Wirkung von Mikrodosen des Quecksilberchlorids auf die Hydrolyse der löslichen Stärke mittels Malzdiastase. Dabei wurden Verdünnungsreihen bis zu 10^{-61} nach den Regeln der homöopathischen Arzneibereitung, d.h. durch Schütteln jeder Verdünnungsstufe, hergestellt. Mit andern Worten: Die somit erhaltenen Verdünnungen ab D 23 konnten nach der geltenden Theorie gar keine Moleküle mehr enthalten. Diese Verdünnungen wurden anschließend mit der Malzdiastase und der löslichen Stärke in den Testflaschen gemischt; eine analoge Reihe, die anstelle der Quecksilberchloridverdünnungen destilliertes Wasser enthielt, wurde als Kontrollreihe der Testreihe gegenübergestellt. Die Differenz des hydrolysierten Stärkeanteils zwischen der Test- und Kontrollreihe wurde mittels des Spekker-Absorptiometers kolorimetrisch ermittelt, und die Häufigkeiten der Differenzen wurden anschließend statistisch analysiert, da die erhaltenen Resultate eine biologische Streuung zeigten. Mehr als 500 solcher Vergleiche

114

nahm Boyd vor. All diese Serien ergaben eine hochsignifikante Differenz im Hydrolysegrad zwischen Test- und Kontrollreihe, die damit einen stimulierenden Effekt des potenzierten Quecksilberchlorids erhärteten. Aufgrund der Verteilung, der Kontrollmethoden und der beigeordneten Kontrollverfahren konnte die Adsorption des ursprünglichen Stärke-Diastase-Gemisches an den Testbehälter bzw. die Kontamination durch fremde, von außen kommende Stoffe als Ursachen der Hydrolysewirkung ausgeschlossen werden. Die Differenz des Hydrolysegrades zwischen Test- und Kontrollflaschen war nur aufgrund der Zufügung von Quecksilber(II)-Chlorid-Potenzen erklärbar, da sowohl Test- wie Kontrollbehälter das gleiche destillierte Wasser als Medium enthielten. Daraus kann geschlossen werden, daß ein nicht weiter zu bestimmender Faktor, der nur aus dem verwendeten potenzierten Quecksilberchlorid abgeleitet werden kann, in den Lösungen anwesend sein muß; die durch ein stufenweises Verdünnen mit begleitendem mechanischem Schütteln gewonnenen Lösungen enthalten auch noch in einem «ultramolekularen Stadium» (d.h. jenseits der Avogadro-Konstante) diesen Faktor, und dieser ist dann die Ursache der Erhöhung des Hydrolysegrades in den Testflaschen gegenüber den Kontrollflaschen. Boyds Arbeit wurde zuerst 1954 in *The British Homoeopathic Journal* abgedruckt, erschien aber ihrer Bedeutung und gewissenhaften Ausführung wegen dann auch als Reprint im renommierten *Pharmaceutical Journal* und machte nicht zuletzt wegen ihrer aufsehenerregenden Ergebnisse auch ihren Gang durch die Tagespresse.

In die Zeit des Zweiten Weltkrieges fällt nun auch die erste kontrollierte klinische Studie der Humanmedizin. J. Paterson[25] führte sie 1944 gleichzeitig in London und Glasgow durch. Man erwartete deutsche Luftangriffe auf britisches Territorium und rechnete mit dem Einsatz von Senfgas. Um die voraussehbaren Schäden auf ein erträgliches Maß zu reduzieren, wollte man durch gezielte Blindversuche an Testpersonen prophylaktische und therapeutische Maßnahmen gegen Senfgaseinwirkungen prüfen. Eine Gruppe Freiwilliger (sic!) wurde dem Hautgift Senfgas ausgesetzt. Die Versuchspersonen wurden entweder prophylaktisch oder nach der Exposition mit einem isopathischen Mittel (Senfgas C 30) im Glasgower Versuch bzw. mit homöopathischen Mitteln (z.B. Rhus toxicodendron C 30 und Kalium bichromicum) im Londoner Versuch behandelt. Die Versuche wurden blind durchgeführt. Eine Kontrollgruppe erhielt Placebo. Die Ergebnisse dieser beiden Versuche wurden einer Analyse unterzogen. Die Schlüsse, die aus den größeren Londoner Versuchen gezogen werden konnten, wiesen darauf hin, daß Rhus toxicodendron C 30, als Behandlung der Hautschäden gegeben, eine signifikante Verschiebung der Häufigkeit tiefer zu mittleren Hautläsionen bewirkte, während die Häufigkeit des Auftretens oberflächlicher Läsionen unverändert blieb. Hingegen resultierte aus der prophylaktischen Gabe von Senfgas C 30 eine signifikante Verschiebung der Häufigkeit tiefer und mittlerer Läsionen zur Häufigkeit oberflächlicher Hautschäden. Die Ergebnisse des viel kleineren Glasgower Versuchs stimmten mit den Befunden aus der Londoner Studie überein.

Eine Wiederholung der Analyse der vorliegenden Daten aus den beiden eben beschriebenen Versuchen mit modernen statistischen Methoden durch R. M. M. Owen und G. Ives (1982)[26] bestätigte, daß die Glasgower Experimente eine klare Überlegenheit der Senfgas-Isopathie über die Placebotherapie bewiesen und auch in der Londoner Studie signifikante Ergebnisse durch die Senfgas-, Rhus toxicodendron- und Kalium bichromicum-Potenzen erzielt wurden. Alle anderen Behandlungen unterschieden sich nicht signifikant von den Kontrollen (Placebo!).

Bevor wir uns dem nächsten Zeitabschnitt zuwenden, muß noch eine Studie erwähnt werden, die zu einer wichtigen Nebenfrage der Potenzforschung Stellung nahm. Karl Haas (Basel, 1949)[27] führte eine Studie durch, die den Einfluß der Adsorption an den Behälterwänden auf die Konzentration des gelösten, potenzierten Stoffes bei den verschiedenen Verfahren zur Herstellung homöopathischer Verdünnungen untersuchte; mit andern Worten: Er verglich die sogenannte Einglas- und Mehrglasmethode für flüssige Potenzen miteinander.

Die Einglasmethode geht so vor, daß für jede Potenzstufe immer wieder $1/10$ bzw. $1/100$ der vorhergehenden in demselben Glasbehälter, in dem geschüttelt wird, zurückbehalten und dann $9/10$ bzw. $99/100$ Verdünnungsmedium für die nächste Potenzstufe neu dazugegeben wird. Daß sich dieses Verfahren besonders für Hochpotenzen eignet, ist einleuchtend. Korsakoff, ein russischer Heilpraktiker, der sich speziell für Hochpotenzen interessierte, kam auf diese Idee, um damit die langen Potenzreihen mit weniger Gläseraufwand herstellen zu können (vgl. dazu auch im Beitrag von Willem F. Daems die Seiten 33f.) Er eichte seine Schüttelfläschchen auf 100 Gran (1 Gran = ca. 70 mg). Korsakoff stellte fest: Wenn er nach jeder Potenzstufe das Fläschchen unter Schütteln leerte, blieb genau 1 Gran an den Gefäßwänden zurück. Er brauchte dann die Fläschchen nur bis zur Marke mit Medium wieder auffüllen. So kam Korsakoff mit einem Glas rasch zu jeder beliebigen Hochpotenz. Nebel vereinfachte diese Methode noch in der Weise, daß die genauen Maßverhältnisse außer acht gelassen wurden. Er verwendete ungeeichte Flaschen, die er füllte, zweimal schüttelte, ausgoß und gleich wieder füllte und so fort. Haas verfeinerte dagegen die Einglasmethode, indem er ein besonderes Gerät konstruierte: Ein geeichter Glaszylinder wird von einem Glashahn abgeschlossen, in dessen Schliff eine Bohrung angebracht wurde, die genau $1/10$ des Zylindervolumens abzutrennen gestattete. Wurde der Hahn zugedreht, so konnte der Zylinder entleert und neues Medium eingefüllt werden. Anschließend konnte man den Hahn wieder zurückdrehen, so daß sich die beiden Flüssigkeitsteile wieder vermischen konnten, und es wurde geschüttelt. Dies ist wohl die exakteste Ausführung der Einglasmethode. Dem gegenüber verwendete die Homöopathie der Hahnemannschen Tradition von Anfang an die Mehrglasmethode. Für jede Potenzstufe wird ein neues Fläschchen benützt.

Haas untersuchte nun die effektiven Konzentrationen der Arzneisubstanzen in den Potenzreihen nach der Einglas- und Mehrglasmethode, um sie mit den theoretischen Konzentrationen zu vergleichen. Glas, ein Natrium-(Kalium-)Kalziumsilikat, ist durch die Anwesenheit des Kalziums gegenüber den reinen Alkaligläsern (Wasserglas!) relativ wasserunlöslich. Trotzdem kann ein gewisser Teil des Alkalis in Lösung gehen. In diesen «Lücken» des freigewordenen Alkalihydroxids läßt sich dann ein hydrophiler Stoff chemisch binden; die Anfärbung des Glases mit Methylenblauchlorid z.B. kann als chemische Reaktion beschrieben werden. Neben rein chemischen Oberflächenerscheinungen können aber auch mechanische und elektrostatische Momente eine Adsorption hervorrufen und damit eine Korrosion des Glases bewirken. Es ist verständlich, daß für diese Grenzflächenerscheinungen auch die Oberflächenspannung des Verdünnungsmediums eine Rolle spielt und damit die Adsorption des gelösten Stoffes an die Glaswand beeinflußt. Diese Oberflächenspannung ist bei Wasser etwa dreimal größer als bei Alkohol. Ein in einem flüssigen Medium gelöster Stoff kann nun die Oberflächenspannung erhöhen oder verringern. Nimmt die Oberflächenspannung einer Lösung zu, so reichert sich der gelöste Stoff im Innern der Flüssigkeit an; ist das Umgekehrte der Fall, ist die Konzentration des gelösten Stoffes in der Oberflächenschicht größer. Stoffe also, die die Oberflächenspannung vermindern, können durch die Grenzflächen besser adsorbiert werden als die die Oberflächenspannung erhöhenden Stoffe, die im Innern einer Lösung konzentriert sind. Für die Adsorption aus Wasser an Aktivkohle kann man folgende Adsorptionseigenschaften der hier aufgezählten Stoffe feststellen: Anorganische Salze, Säuren und Basen, organische Verbindungen, die viele Hydroxylgruppen enthalten, wie Zucker, werden schwach adsorbiert; Halogene, organische Stoffe (Säuren und Basen), Aromaten, Farbstoffe und Alkaloide mit hohem Molekulargewicht hingegen werden stark adsorbiert. Diese Feststellungen kann man als Richtlinien für den Adsorptionsvorgang im allgemeinen betrachten. Die Haasschen Adsorptionsversuche zeigten nun, daß nach der Einglasmethode bei fortschreitender Verdünnung eine relative Konzentrationsabnahme gegenüber den theoretisch berechneten Werten vorliegt. Dabei ist der absolute Betrag der Abweichungen gegenüber dem Sollgehalt bei der Einglasmethode größer als bei der Mehrglasmethode. Dies ist bei der Einglasmethode eine Folge der Adhäsion der Verdünnungsflüssigkeit als sogenanntes Restvolumen. Ferner ist zu bemerken, daß Konzentrationsunterschiede bei zunehmender Verdünnung immer größer werden.

Ein wichtiger Faktor ist der Wechsel des Lösungsmittels. Wird, wie in der klassischen Homöopathie, eine Potenzreihe bis zur vorletzten Potenz mit Wasser potenziert und dann auf Alkohol umgestellt, so kann die letzte Potenz, was die Konzentration anbelangt, wieder um einige Stufen «zurückfallen».

Es liegt nahe, aus diesem Versuch folgende Schlüsse zu ziehen: Die Mehrglasmethode ist in bezug auf reproduzierbare Werte und deren Abweichung vom theoretischen Wert genauer als die Einglasmethode, und bei längeren Potenzreihen soll das Lösungsmittel nicht gewechselt werden.

5. Potenzforschung von 1950 bis 1970

Der Zeitabschnitt von 1950 bis 1970 zeichnete sich durch eine Vielzahl von Studien zur Potenzforschung aus. Wir wollen uns hier vorwiegend auf eine Aufzählung beschränken. Die Details können bei Marco Righetti[28] nachgelesen werden.

Jarricot (1951) und W.E. Boyd (1953)[29] untersuchten an isolierten Tierorganen (Frosch- und Schildkrötenherzen) die Wirkung homöopathischer Mittel.

A. H. Koffler (1965)[30] und A. K. Wannamaker (1966)[31] führten Wachstumsstudien an Zwiebeln mit Schwefelpotenzen durch.

G. Netien (Lyon, 1965/66)[32] führte Experimente mit Pflanzengiften (Kupfersulfat) durch und stellte fest, daß mit potenziertem Kupfersulfat behandelte Zwergerbsen sich besser erholten als die mit Aqua destillata behandelten.

J. Boiron und J. Marin (1968/70)[33] arbeiteten mit durch Kupfersulfat vergifteten Algen. Wachstumsvermehrung, Chlorophyllsynthese und Atmung wurden mit einer Behandlung von Kupfersulfat C 15 verbessert.

J. Boiron und Zervudacki (1963)[34] machten Experimente mit arsenvergifteten Weizensamen.

C. Lapp und L. Wurmser (1955/58)[35] führten tierexperimentelle Vergiftungsstudien durch. Labortiere wurden mit Schwermetallen vergiftet und mit den entsprechenden Potenzen geschützt bzw. entgiftet.

A. Cier und J. Boiron (1961 – 1968)[36] konnten die Ergebnisse Wurmsers mit Arsen, Wismut und Antimon bestätigen.

G. Mouriquand (1959 und 1961)[37] untersuchte an Tauben die Arsen- und Antimonvergiftung und die entsprechenden homöopathischen Antidote.

A. Cier und J. Boiron (1964/66)[38] führten analog dem Vergiftungsmodell Tierstudien mit experimentellen Tierkrankheiten durch: den Alloxan-Diabetes.

M. Aubin (1975)[39] konnte den allergischen Ovalbumin-Schock bei Mäusen mit Apis C 5 verhindern.

H. Wolter (1966)[40] machte Geburtshilfestudien am Mutterschwein mit Caulophyllum D 30.

A. Gay und J. Boiron (1951/53)[41] stellten Veränderungen der Dielektrizitätskonstante von destilliertem Wasser nach der Beigabe von Kochsalz C 27 fest.

Helmut Knauer (1969)[42] stellte bei Potenzen eine Änderung des Polarisationswiderstandes fest.

G. P. Barnard und J. Stephenson (1967/69)[43] stützten sich auf Versuche von G. W. Boericke und R. B. Smith (1963)[44], die mittels der Kernspinresonanz-Spektroskopie echte Potenzen von bloßen Verdünnungen unterscheiden konnten, um die sogenannte Imprint-Theorie zu formulieren (to imprint = einprägen, eindrucken). Diese Theorie geht davon aus, daß beim Potenzieren das Medium Polymere bildet, die je nach potenziertem Arzneistoff eine andere, räumlich-spezifische Anordnung zeigen. Durch Wachstum unter der Energiezufuhr des Potenzierens erlangen die Polymere dann eine Größe, bei der sie auseinanderbrechen und sich auf diese Weise replizieren (vermehren). So kann man bei Abwesenheit des ursprünglichen Arzneistoffes (jenseits der Avogadro-Konstante) doch das Medium als Träger der Arzneiwirkung betrachten, ohne die Vorstellung der molekularen und atomaren Strukturierung der Materie verlassen zu müssen. Zudem ist man froh, im Computer-Zeitalter den Informationsbegriff, den man mit elektromagnetischen Zuständen und elektronischen Regelkreisen in einem geschlossenen System handhaben kann, auch hier im Bereich der Homöopathie anwenden zu können, wo Polymerisation das analoge Korrelat zu den elektromagnetischen Zuständen im Elektronenrechner darstellt.

Aus dieser Zeitperiode seien noch drei Studien etwas eingehender vorgestellt.

Theodor Schwenk[45] veröffentlichte 1954 seine Versuchsergebnisse mit potenziertem Eisensulfat. Es war dies die Frucht einer einjährigen Arbeit. Bewußt verzichtete der Autor auf die Prüfung einer Vielzahl von Substanzen. Es ging ihm vielmehr um die Reproduzierbarkeit solcher Kurven, wie sie Kolisko festgestellt hatte. Dabei sollte auch der Einfluß der Tageszeiten auf das Potenzieren getestet werden. Die Potenzreihen wurden auf den Vormittag und Nachmittag verteilt. Die Vormittagsreihe begann um 7 Uhr mit D 1 und endete 14.15 Uhr mit D 30 (Mehrglasmethode). Entsprechend wurde die Nachmittagsserie hergestellt: alle Viertelstunden eine Potenzstufe. Ausgangssubstanz war Eisensulfat in einer Verdünnung von 1 : 100, um sie mit Koliskos Ausgangsbedingungen zu vergleichen. Indikator für die Potenzwirkung war wieder das Keimen der Weizenkörner und das anschließende Wachstum der Pflanzen. Nach zwei Tagen Vorkeimung in der Potenz und achttägigem Wachsen in chlorfreiem Brunnenwasser wurden die Halmlängen gemessen. Es wurden 28 Eisensulfatpotenzreihen mit ihren korrespondierenden Kurven ausgewertet. 10 Kurven aus den 28 zeigten eine atypische Form. Es stellte sich heraus, daß diese unter besonderen Marskonstellationen, z.B. einer Mars-Mond-Konjunktion, zustande kamen.

Die übrigen 18 Kurven (13 Vormittags- und 5 Nachmittagskurven) zeigten dasselbe typische Bild, was zu beweisen schien, daß

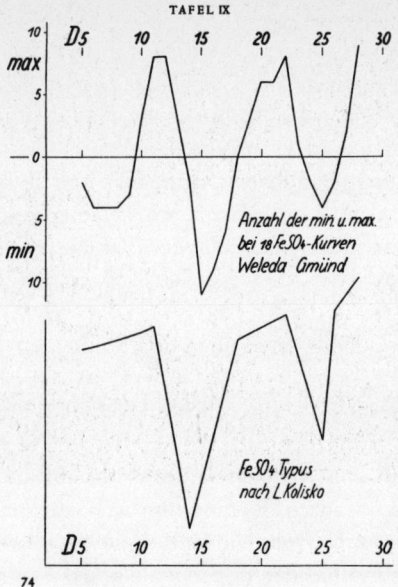

Anzahl der min. u. max.
bei 18 FeSO4-Kurven
Weleda Gmünd

FeSO4 Typus
nach L.Kolisko

74

Abb. 11: Theodor Schwenks Kurven (oben),
verglichen mit denen Koliskos (unten).

der Potenziervorgang tageszeit-unabhängig, aber bei Metallen nicht unabhängig von den entsprechenden Planetenkonstellationen ist. Abbildung 11 zeigt den Vergleich zwischen den Eisensulfatversuchen Schwenks und Koliskos. Sie weisen eine auffallende Übereinstimmung auch im Bereich zwischen D 20 und D 30 auf.

1965 veröffentlichten Wilhelm Pelikan und Georg Unger[46] ihre Studie, die wiederum mit Weizenkeim- und Wachstumsversuchen durchgeführt wurde, um die Arbeiten Koliskos zu verifizieren. Was das Verfahren anbelangt, wurden die Methoden Koliskos und Schwenks perfektioniert. Man setzte Weizen aus biologisch-dynamischem Landbau von hoher Keimfähigkeit und geringer Wachstumsstreuung ein. Die Potenzen wurden alle mit der gleichen Char-

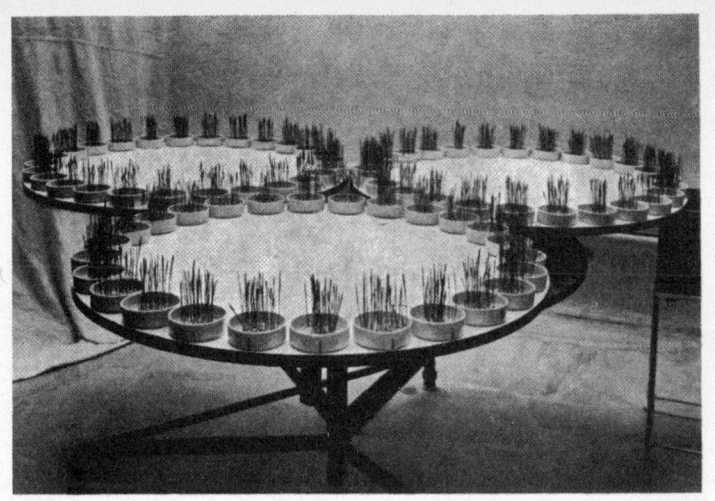

Abb. 12: Ansicht der drei gemeinsam bewegten Drehtische.

ge des Quellwassers hergestellt. 35 cm³ der Potenzen wurden jeweils pro Porzellanschale (11 cm Durchmesser, 3 cm Tiefe) eingefüllt und 15 Weizenkörner pro Schale eingelegt. Die Schalen stellte man alsdann an der Peripherie eines Drillingsdrehtisches (s. Abb. 12) auf, der sich als Ganzes in 20 Minuten einmal gegen den Uhrzeiger um seine Achse drehte, während jeder der drei runden Einzeltische, deren Drehachsen an der Peripherie der zentralen Drehscheibe lagen – und somit ein gleichseitiges Dreieck bildeten –, in 27 Minuten im Gegensinne, d.h. im Sinne des Uhrzeigers, eine ganze Umdrehung vollendete. Durch diese Anordnung erreichte man, daß in gleichen Zeitintervallen die einzelnen Wachstumsschalen gleiche Erwärmung und Beleuchtung erfuhren.

Die ganze Apparatur wurde in einem Raum mit konstanter Temperatur und einem Nordfenster, das indirekte natürliche Beleuchtung gewährleisten sollte, aufgestellt. Eine lemniskatische Bewegungen vollführende Maschine wurde eigens zum Schütteln der

123

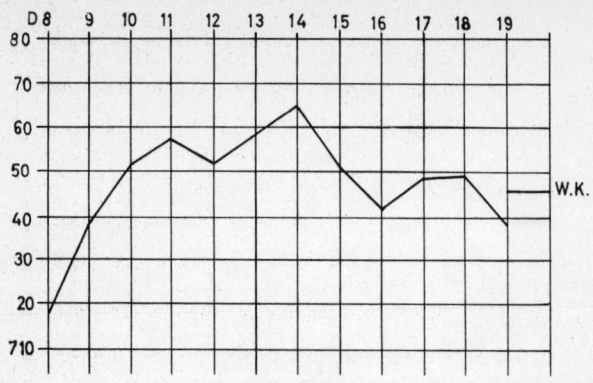

Abb. 13: Summenkurve aus 40 Versuchsläufen zu je 6 Parallelversuchen
(Pelikan/Unger 1965).

Potenzstufen verwendet, um dessen Regelmäßigkeit zu garantieren. Die Potenzierung erfolgte in braunen Glasstopfenflaschen aus gutem Geräteglas nach der Mehrglasmethode. Die ersten Potenzstufen wurden mit destilliertem Wasser als Medium hergestellt, um Metallsalzfällungen zu vermeiden; anschließend potenzierte man mit einheitlichem Quellwasser weiter. Die benötigten Flaschen, Schalen etc. wurden gemäß Zufallsauswahl den einzelnen Testreihen zugeordnet. Jede Tischhälfte enthielt eine Potenzreihe à 12 Potenzstufen und eine Wasserkontrolle, d.h. pro Testlauf fanden 6 Parallelversuche statt. Die Versuchsläufe – ein Versuchslauf umfaßte 6 x 13 Schalen – wurden so lange wiederholt, bis die Meßergebnisse die Signifikanzgrenze überschritten. Ein Testlauf auf dem Drehtisch dauerte vier bis fünf Tage, dann wurde die Sproßlänge gemessen. Es wurden nun 40 Testläufe à 6 Parallelversuchen zu je 13 Versuchsschalen (12 Schalen mit den Silbernitratpotenzen von D 8 bis D 19 und eine Wasserkontrolle) pro Versuch durchgeführt. Die Summenkurve aus den 40 Testläufen zeigt Abbildung 13; sie stellt den Typus der Silbernitratkurve dar.

Die 40 Testläufe erstreckten sich über einen Monat. Teilt man

124

diese in vier Gruppen je nach den Mondphasen (Vollmond, abnehmender Mond, Neumond, zunehmender Mond) ein und zeichnet die vier Teilsummenkurven auf, so stellt man fest, daß alle vier Kurven den gleichen Duktus zeigen. Eine Mondphaseneinwirkung auf den Kurvenverlauf ist also nicht erkennbar. Georg Unger sicherte die Ergebnisse dieser Studie durch die einschlägigen statistischen Auswertungen. Die Studie von Pelikan / Unger gilt in der Fachliteratur, so u.a. bei J. Kollerstrom (zitiert nach A. M. Scofield[47]), als eine der gewissenhaftesten in bezug auf die Methode.

Anschließend (1966) führte Pelikan analoge Tests mit Bleinitrat durch. 17 Testläufe zu je 6 Parallelversuchen wurden durchgeführt und ergaben eine typische Bleinitratkurve. Im Winter 1967/1968 wurden diese Serien noch zweimal wiederholt und bestätigten die Reproduzierbarkeit solcher Kurvenverläufe. Zusätzlich sollte mit den Bleinitratversuchen noch eine technische Frage gelöst werden: Stört die übliche Filtration die Potenzwirkungen? 6 Testläufe mit je 6 Parallelversuchen wurden im Hinblick auf dieses Problem durchgeführt und ergaben, daß die Filtration in keiner Weise die Potenzen stört. Pelikan kündigte analoge Studien zur Untersuchung der Wärmebehandlung an, aber realisierte sie offenbar nicht, zumindest ist in dieser Richtung von ihm nichts publiziert worden. Es bleibt als Desiderat stehen.

Eine Frage, die Pelikan experimentell klären wollte, war die, ob Potenzen (nach dem definierten Verfahren) den reinen Verdünnungen (Konzentrationen) gleichzusetzen seien. Die Ausführung scheiterte daran, daß das Herstellen von Verdünnungen technisch, d.h. von der Manipulierbarkeit her, bald einmal an eine Grenze stößt, während Potenzreihen sich ad infinitum herstellen lassen. Ein indirekter Weg ist jedoch möglich: Man kann Potenzreihen nach verschiedenen Verdünnungsverhältnissen herstellen: 1 : 5, 1 : 7, 1 : 10, 1 : 30 und 1 : 100. Mit dem Wachstumsversuch kann man die entsprechenden Kurven im Bereich von der 1. bis 19. Potenzstufe bestimmen. Es zeigt sich, daß die fünf Kurven in bezug auf die Potenzstufe einander sehr ähnlich sehen; legt man aber die Konzentrationen zugrunde, sind sie äußerst verschieden. Daraus kann man schließen, daß Potenzen etwas anderes sind als Verdünnungen. Durch diesen Versuch wurde auch festgestellt, daß das Kurvenbild für die Potenzierung im Verhältnis 1 : 10 das ausgeprägteste in bezug auf die absoluten Werte der Minima und Maxima ist. Dies bestätigt eine Beobachtung, die schon Kolisko gemacht hat.

Zum Schluß dieses Abschnitts müssen wir noch einen Blick auf die Versuche Alla Selawrys[48] mit Gold-, Silber- und Bleipotenzen und deren Wirkungsnachweis im Kupferchloridkristallisationstest werfen. Mit Leguminosen und Gramineen wurden zunächst Kristallisationen durchgeführt, um die typischen, artspezifischen Kristallisationsbilder zu erhalten. Dann wurde versucht, verschiedene Umweltfaktoren wie Bodenbeschaffenheit, Düngeverfahren in ihren Auswirkungen auf das Kristallisationsbild zu erfassen. In einem nächsten Schritt untersuchte Selawry die Einwirkung von Metallpotenzen auf diese Bilder. Es stellte sich heraus, daß die Metalle reproduzierbare, metallspezifische Kristallstrukturen erzeugten. Als biologischer Indikator wurde die Keimung von Haferkörnern verwendet.

6. Potenzforschung 1970 bis 1990.
Die Arbeit von Jacques Benveniste (1988)

In den siebziger und achtziger Jahren waren die Experimente und Studien der Potenzforschung zeitlich am dichtesten gesät. Mit allen Methoden wurde emsig versucht, den Kritikern der Homöopathie und anthroposophischen Medizin zu beweisen, daß potenzierte Arzneimittel wirken. «In-vitro»-Prüfungen, Experimente mit isolierten Organen, botanische Studien (Wachstums- und Vergiftungsstudien, Untersuchungen über Pflanzenkrankheiten), Tierexperimente (Studien mit dem Vergiftungsmodell, mit experimentellen Tierkrankheiten, Fertilitäts- und Schwangerschaftsverhütungsexperimente, Experimente mit künstlich induzierten Tumoren und Infektionen etc.), klinische Studien (sowohl in der Veterinär- wie in der Humanmedizin) und physikalisch-chemische Experimente wurden in außerordentlicher Fülle und Vielfalt durchgeführt. Es würde den Rahmen dieser Arbeit sprengen, sie alle hier aufzuführen, geschweige denn im einzelnen zu beschreiben. Wer sich über diese Forschungsepoche informieren will, tut dies am besten anhand des bereits zitierten Überblicks von Marco Righetti.[49] Im zweiten Teil des genannten Werkes bringt er Zusammenfassungen aller wichtigen Studien. Wir wollen aus diesem Zeitabschnitt eine Studie hier besprechen, weil sie nach dem Abschluß von Righettis Werk ausgeführt wurde und weit über die Fachkreise hinaus, bis in die Tagespresse hinein, Aufsehen erregte. Es handelt sich um die Studie von Jacques Benveniste et al., die 1988 in der Zeitschrift *Nature* publiziert wurde.[50] Diese Studie war ein «In-vitro»-Experiment auf der Grundlage einer allergischen Reaktion, die mit menschlichen basophilen Granulozyten ausgeführt wurde.

Die Antikörper, die für eine allergische Reaktion (Hypersensitivitätsreaktion) vom Soforttyp im Menschen verantwortlich sind, gehören zu den Immunglobulinen der Klasse E (IgE). Immunglobuline sind kugelförmig strukturierte Eiweiße – daher der Name –, die im Blutserum zirkulieren und als sogenannte Antikörper die humoralen Immunreaktionen hervorrufen. Eine Immunreaktion ist eine Antigen-Antikörper-Reaktion, die meist eine Folgereaktion, z.B. die Auflösung von Zellen oder Zellbestandteilen (Exocytose), und damit oft verbunden eine Ausschüttung von biologisch aktiven Substanzen, wie z.B. Histamin, in die Blutbahn verursachen kann. Als Antigen für den je eigenen menschlichen Körper können fremde Eiweiße, wie Toxine aus Pflanzen und Tieren oder fremdes menschliches bzw. tierisches Blut, aber auch Partikel mit fremdem Eiweiß, wie Bakterien, Viren, Pollen etc., auftreten. Besteht die Folgereaktion in den unerwünschten Erscheinungen, wie Fieber, Hautausschlägen, Ödemen etc., spricht man von allergischer Reaktion – kurz: Allergie – und dem Antigen als Allergen.

Eine solche Reaktion wurde im Reagenzglas («in vitro») von Benveniste und seinem Team durchgeführt und diente als Grundlage seiner Potenzversuche. Bei diesen Versuchen machte man Gebrauch von einem hervorstechenden Zug der oben erwähnten IgE: der

Fähigkeit, sich mit hoher Affinität an die Rezeptoren auf den Oberflächen der Membrane von Mastzellen und basophilen Granulozyten (mit polymorphen Kernen) zu binden. Menschliche basophile Granulozyten reagieren nun spezifisch auf immunologische Stimuli, d.h. auf sogenannte Antigene.

Solche Antigene verbinden sich – wie oben gezeigt – mit den korrespondierenden Antikörpern, in unserem Falle mit IgE, die auf der Oberfläche der basophilen Granulozyten «sitzen». Die eben beschriebene Antigen-Antikörper-Reaktion verursacht eine transmembrane Reaktion, deren Folge sich in einer Auflösung der intrazellulären Granula (Körnchen) kundtut. Diese Auflösung hat wiederum zur Folge, daß Histamin freigesetzt wird und daß die Anfärbbarkeit der Zellen durch basische Farbstoffe wie z.B. Toluidinblau – deshalb die Bezeichnung basophil – verlorengeht. Es sei hier betont, daß die Antigen-Antikörper-Reaktion eine spezifische ist, d.h. die Produktion der jeweiligen Antikörper (Immunglobuline) im Blutserum, die in eine solche Reaktion involviert sind, nur von jenem Antigen induziert ist, das an derselben Reaktion beteiligt ist.

Was fungiert nun im Falle der Versuche von Benveniste als Antigen? Es sind dies die Anti-IgE-Antikörper aus dem Serum der Ziege, die in Schritten von $1 : 10$ im Bereich vom Verhältnis $1 : 10^2$ bis hinunter zum Verhältnis $1 : 10^{60}$ (Verdünnungsreihe I) bzw. in Schritten von $1 : 100$ beginnend mit dem Verhältnis $1 : 10^2$ bis hinunter zum Verhältnis $1 : 10^{120}$ (Verdünnungsreihe II) verdünnt wurden. Eine analog zur Verdünnungsreihe II hergestellte Reihe mit Anti-IgG-Antiserum – ebenfalls aus der Ziege – diente zu Kontrollzwecken, da die gewählte Immunreaktion (Allergie) für die IgE spezifisch ist (Verdünnungsreihe III). In allen drei Verdünnungsreihen (I, II und III) wurde jede Verdünnungsstufe nach Art des Potenzierens 10 s geschüttelt. Anschließend wurden sämtliche Verdünnungen während 30 min bei 37° C inkubiert und dann mit einer Toluidinblaulösung gefärbt. Die nicht degranulierten, rot gefärbten basophilen Granulozyten wurden darauf unter dem Mikroskop mit Hilfe des Fuchs-Rosenthal-Haemocytometer gezählt. Der Prozentsatz der Degranulation der einzelnen Proben wurde nach

128

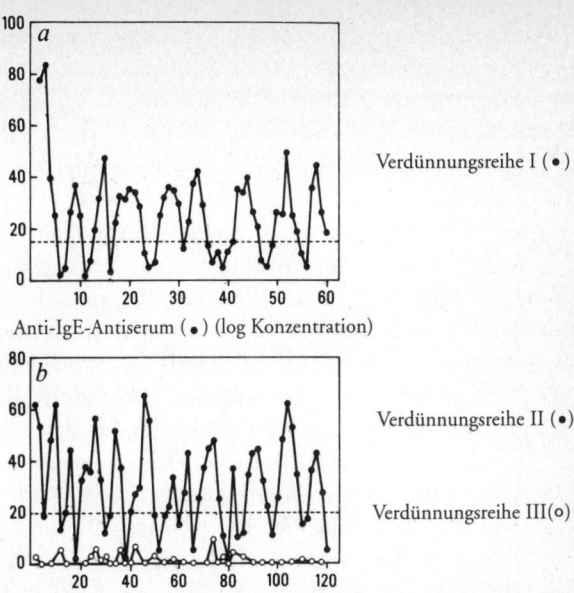

Verdünnungsreihe I (•)

Anti-IgE-Antiserum (•) (log Konzentration)

Verdünnungsreihe II (•)

Verdünnungsreihe III(o)

Anti-IgE-Antiserum (•) bzw. -IgG(o)-Antiserum (log Konzentration)

Abb. 14 a und b: Basophile Degranulation in % der nicht mit Anti-IgE-Antiserum versetzten Kontrollproben (=100%) in Abhängigkeit der Konzentrationen des Anti-IgE-Antiserums: Verdünnungsreihe I und II (•) und des Anti-IgG-Antiserums: Verdünnungsreihe III (o).

Auszählung im Vergleich zu den Kontrollproben errechnet und in einem Diagramm (Abbildung 14a und b) je Verdünnungsstufe der Ig aller drei Verdünnungsreihen aufgezeichnet.

Es sei hier festgehalten, daß die Degranulation der basophilen Granulozyten in diesen Versuchen allein als Folge der In-vitro-Immunreaktion (Allergie) eingetreten ist. In den Abbildungen 14a und b sind die Ergebnisse dieser Versuche dargestellt. Auf der x-Achse ist der Zehnerlogarithmus der Konzentration des Anti-IgE- bzw. IgG-Antiserums aufgetragen, was bei der Abb. 14a den Potenzen D 1 bis D 60 entspricht, während bei Abb. 14b die Logarithmen halbiert werden müssen, um die entsprechenden Potenzen von C 1 bis C 60 zu erhalten, was dem effektiven Verdünnungsprocedere entspricht. Auf der y-Achse in beiden Abbildungen wurde dann der errechnete Prozentsatz der degranulierten basophilen Granulozyten in bezug auf die Gesamtzahl angefärbter Granulozyten der Kontrollproben aufgetragen.

Wenn man unter Berücksichtigung des hohen Molekulargewichts (IgG mit MG von 150 000) und der Ausgangskonzentration der Immunglobuline in den drei Verdünnungsreihen annehmen muß, daß bei D 14 bzw. C 7 aufgrund der Avogadro-Konstante nur noch weniger als ein Molekül des Ig in der Probe anwesend sein kann, so ist man erstaunt festzustellen, daß jenseits dieser Grenze doch noch eine signifikante Degranulation bei den Verdünnungsreihen I und II stattfindet, wo eigentlich gar keine mehr stattfinden dürfte. Die signifikanten Prozentsätze der Degranulation liegen bei Abb. 14a bei 15 Prozent, bei Abb. 14b bei 20 Prozent relativ zur Gesamtzahl der Basophilen in den Kontrollproben und sind jeweils mit punktierter Gerade parallel zur x-Achse markiert. Bei Verdünnungsreihe I und II liegen zwei Drittel der mittleren Degranulationswerte von den im Versuch erfaßten Verdünnungsstufen im signifikanten Bereich, und nur ein Drittel liegt darunter, und zwar weit über die Grenze hinaus, die durch die Avogadro-Konstante festgelegt ist. Nur für die Verdünnungsreihe III sind die Degranulationsprozente nicht im signifikanten Bereich, was zu erwarten war, da die basophile Degranulation für die IgE spezifisch ist.

Es ist klar, daß das Ergebnis dieser Versuche für Benveniste und seine Mitarbeiter zunächst von der gängigen physikalischen Theorie aus nicht erklärbar war und sie sich nur vorstellen konnten, daß sich durch das Vorgehen das wässrige Verdünnungsmedium so veränderte, daß es eine Wirkung auf die Granulozyten ausüben konnte, wie wenn noch Immunglobuline in ihm anwesend wären. Die Vermutung, daß bei höheren Verdünnungen jenseits der durch die Avogadro-Konstante bestimmten Grenze die Strukturen des Verdünnungsmediums für die Wirkung verantwortlich seien, schien sich noch mehr zu erhärten, wenn man die folgenden zusätzlichen

Beobachtungen in Erwägung zog: Der Schüttelvorgang (10 s) war für die Wirkung wesentlich. Höhere ungeschüttelte Verdünnungen zeigten keine Degranulationswirkung. Das Schütteln während 10 s war die minimale erforderliche Schüttelzeit, eine Schüttelzeit von 30 s oder 60 s erbrachte keine höhere Aktivität. Interessant war, daß außer Wasser auch Ethanol und Propanol als Verdünnungsmedien die entsprechenden Phänomene zeigten, nicht aber Dimethylsulfoxid. Verdünnte man Dimethylsulfoxid zunehmend mit Wasser, traten die bekannten Phänomene bei hohen Dilutionen jedoch wieder auf. Erhitzen, Gefrieren und anschließendes Auftauen sowie Ultraschallbehandlung verhinderten die Degranulationsaktivität bei hohen Verdünnungen, nicht aber trat dies bei hohen Konzentrationen in Erscheinung. Es ergibt sich also die Möglichkeit, daß das durch den Verdünnungsvorgang allmählich verschwindende, ursprünglich im Medium anwesende Agens letzterem eine spezifische Wirksamkeit einpflanzt, die ihm erhalten bleibt, auch wenn vom Agens nichts mehr Ponderables nachweisbar ist.

Nachdem Benvenistes Team die Methodik der Versuche nochmals kritisch durchleuchtet und mit zusätzlichen Tests alle möglichen Fehlerquellen wie Kontamination durch unberücksichtigte störende Faktoren, Fehlmanipulationen etc. ausgeschlossen hatte, schritt es zur Publikation seiner Arbeit. Nach langem Zögern stellte die renommierte englische Fachzeitschrift *Nature* zu diesem Zweck ihre Spalten zur Verfügung. Es war nun interessant, wie diese Arbeit weit über die Fachkreise hinaus bis in die Tagespresse hinein ein Echo fand. Auch die breite Öffentlichkeit schien die Folgen dieser Publikation zu ahnen, war man doch geneigt, von einem Umsturz des bisherigen naturwissenschaftlichen Weltbildes zu sprechen. Erst dann schien den *Nature*-Redaktoren der Schreck über ihren Mut in die Glieder zu fahren, als sie merkten, daß eventuell «höhere» als nur wissenschaftliche Interessen tangiert werden könnten. Es entwickelte sich nun ein Schauspiel, das in der jüngeren Wissenschaftsgeschichte seinesgleichen sucht. Man wird an Szenen erinnert, die sich eines Galileischen Prozesses würdig erweisen könnten. Die Zeitschrift *Nature* dementierte in einer ihrer nächsten Nummern[51] ihre eigene Veröffentlichung, nachdem sie eine etwas seltsam zusammengestellte Mannschaft nach Paris gesandt hatte, um das Arbeitsergebnis von Benveniste und seinen Mitarbeitern in fünf Tagen «förmlich zu zerreißen» – obwohl dieses Ergebnis doch die Frucht einer etwa fünf Jahre dauernden Arbeit war, durchgeführt von mehreren Teams an verschiedenen Orten, die ihre Qualifikation auf diesem Arbeitsgebiet durch ähnliche Arbeiten bereits bewiesen hatten. Von der *Nature*-Mannschaft konnte man das nicht gerade behaupten. Sie bezeichnete sich selbst als seltsam zusammengestellt und eigentlich als inkompetent. Die Mannschaft bestand aus einem Journalisten mit Ausbildung in theoretischer Physik, einem Fahnder nach Fehlern und Ungereimtheiten in der wissenschaftlichen Forschung und Literatur sowie einem professionellen Zauberer, der engagiert worden war, um plumpe Taschenspielertricks festzustellen. Im besagten *Nature*-Artikel unter dem Titel «Experimente mit hohen Verdünnungen – eine Selbsttäuschung» behauptete sie nun, daß die Benveniste-Versuche statistisch schlecht überprüfbar und nicht reproduzierbar (in der sonst üblichen Bedeutung dieses Wortes) seien. Es sei ferner von den Experimentatoren auch keine wirkliche Anstrengung unternommen worden, systematische Fehler und die Voreingenommenheit der Beobachter auszuschließen. Nicht zuletzt wurde behauptet, Benveniste und seine Mitarbeiter hätten Einzelresultate, die der Annahme einer Wirkung hoher Verdünnungen widersprachen, unterdrückt und damit die Gesamtinterpretation ihrer Versuche «vernebelt».

Seltsam mutet der Vorwurf an, Benvenistes Resultate seien als Stütze der homöopathischen Medizin interpretiert worden, was dem Mißbrauch der Ergebnisse gleichkomme. Soll es denn nicht legitim sein, eine wissenschaftliche Hypothese durch experimentelle Resultate zu erhärten? Dies ist doch die Methode, ohne die die Naturwissenschaft gar nicht möglich wäre. Ferner: Was soll der Vorwurf, zwei Mitarbeiter Benvenistes seien von Boiron, einer Firma, die Homöopathika herstellt, bezahlt worden. Wie würden denn die aufwendigen klinischen, multizentrischen Langzeitstudien mit Arzneimitteln finanziert, wenn nicht die pharmazeutische

Großindustrie mit massiven Geldmitteln als Sponsor auftreten würde? Ist dies ein Kriterium für das Verwerfen experimenteller Resultate?

In einer Replik in derselben Ausgabe von *Nature*[52], wo der eben erwähnte Artikel erschien, schildert nun Benveniste das Vorgehen der Mannschaft von *Nature* während der fünf Tage, die sie zur Überprüfung der Versuche in Clamart verbrachte. Sie sei, so berichtet er, amateurhaft, ohne vorher besprochenen Prüfplan, in seinem Labor aufgekreuzt und habe, das ausführende Hilfspersonal unter Zeitdruck versetzend, eine beschränkte Zahl der Experimente wiederholt. Diese seien nicht alle, aus zum Teil noch nicht restlos geklärten Gründen, für ihn positiv ausgefallen. Daraus sei dann von den Beauftragten von *Nature* der Schluß gezogen worden, daß er – Benveniste – einem Irrtum zum Opfer gefallen sei. Dabei macht er aber darauf aufmerksam, daß die Leute von *Nature* zum Teil mit anderen Methoden arbeiteten, als sie in den ursprünglichen Versuchen angewandt wurden; ferner, daß zum Teil nicht genügend gereinigtes Blutmaterial eingesetzt wurde. Zudem sei das Hilfspersonal durch Störmanöver des Zauberers bei seiner Arbeit behindert worden, was die Qualität der Arbeit beeinträchtigte. Das ganze Unternehmen sei unter äußerster Spannung abgewickelt worden, da die Mannschaft von *Nature* Benvenistes Mitarbeiter verdächtigte, die Codes der Blindversuche vorzeitig geöffnet und dadurch das Ergebnis zu ihren Gunsten beeinflußt zu haben.

Es erübrigt sich hier, auf alle Details einzugehen, da sie der Leser den entsprechenden Artikeln entnehmen kann. Nur die ständige Behauptung der Leute von *Nature*, das Benveniste-Team habe etwas zu verbergen, hinderte Benveniste daran, diese «Komödie» früher abzubrechen. Seine jüngste Publikation[53] über in letzter Zeit durchgeführte Versuche zeigt, daß er sich auch 1991, mit guten Gründen, nicht veranlaßt sehen mußte, die damals – 1988 – veröffentlichten Schlußfolgerungen zurückzunehmen.

7. Potenzforschung – auch ein erkenntnistheoretisches Problem

Wenn man die Potenzforschung der vergangenen 72 Jahre Revue passieren läßt, so stellt man fest, daß sich die experimentellen Methoden zunehmend verfeinert haben. Sind von den heutigen Kritikern der experimentellen Forschung das rein deskriptive Vorgehen der Pioniere, namentlich die Arbeiten von Kolisko, bemängelt worden, so gibt es keine neuere Arbeit, die auf statistische Auswertung der Beobachtungen verzichten würde, wenn sie wirklich auf der Höhe der Zeit sein will. Sorgfältiges Definieren des Stichprobenumfanges und deren Kennzahlen, Klassifizierung der Einzelwerte und Erstellen deren Verteilungskurven, Varianzanalyse, Wahrscheinlichkeitserwägungen der Arbeitshypothesen gehören heute zum Rüstzeug des Experimentators. Und trotzdem kann man sich fragen, ob die modernen statistischen Methoden tauglich sind, wissenschaftliche Hypothesen auf dem biologischen bzw. medizinischen Felde zu verifizieren. Die Methoden der Fehlerermittlung, die in mechanischen Experimenten entwickelt wurden, um «Ausreißer» unter den Meßwerten vom Streubereich der zufälligen Meßfehler auszugrenzen und dadurch letztlich zu einem hieb- und stichfesten Resultat zu gelangen – lassen sie sich auf biologische Systeme, d.h. Organismen übertragen, deren Veränderungen nicht nur von in der Sinneswelt erfaßbaren Faktoren abhängen, die man mit Hebelgesetz und Impulssatz erklären kann? Wie steht es mit Regelkreisen in diesem Bereich, die eine gewisse Spontaneität im Reagieren auf sinnlich wahrnehmbare Umweltfaktoren zeigen? Wie steht es mit der Anwendung der Wahrscheinlichkeitsrechnung, die an physikalischen Systemen wie dem Würfeln, Münzenwerfen und Roulette entwickelt wurde, auf biologische Ereignisse, deren Ursachen auf einer anderen Ebene liegen? Ein Würfel beispielsweise ist ja ein homogenes mechanisches System, das mit einer endlichen, wohldefinierten Anzahl von Ereignissen auf den einzigen unbestimmten Faktor, den menschlichen Wurf, antworten kann. Wo finden wir ein solches System in der Pflanzen-, Tier- und Menschenwelt, in der wir experimentieren? Multifaktorielle Kausalzusammenhänge,

Komplexität und Flexibilität der Phänomene lassen sich hier nicht beliebig reduzieren, wenn man zu sinnvollen Aussagen kommen will.

Da die Potenzforschung unter dem Einfluß des Vorwurfes, ärztliches Handeln mit potenzierten Substanzen sei Placebotherapie, von Anfang an auf Experimente ohne den Menschen als Testobjekt das Schwergewicht gelegt hat, wurden die Testobjekte vorwiegend aus dem Pflanzen- und Tierreich, wurden aber auch rein physikalische Systeme ausgewählt, um an ihnen den Wirkungsnachweis dynamisierter Arzneimittel zu erbringen. Wie aber soll z.B. an Pflanzen das Längenwachstum – als Indikator der Wirksamkeit – ermittelt werden, also an einem System, das hohe Elastizität und von einer bestimmten Grenze an auch beliebige plastische Verformbarkeit zeigt? Läßt sich das mit der Längenmessung eines Eisenstabes vor und nach Exposition von Wärme oder Zugkräften vergleichen? Wie sollen im Falle der Längenmessung an Pflanzen Stimmungen und Launen des Experimentators ausgeschaltet werden?

Eine der selbstverständlichen Anforderungen an experimentelle Ergebnisse, die heutzutage erhoben werden, ist deren Reproduzierbarkeit. Aber auch da darf man sich keinen Illusionen hingeben. Man wird ein biologisches oder medizinisches Experiment nie unter gleichen Bedingungen wiederholen können, wie man in der Physik gewohnt ist, dies zu tun. Wenn man z.B. die mit Metallsalzen durchgeführten Wachstumsversuche Koliskos aus den zwanziger Jahren heute wiederholen möchte, hätte man nicht das gleiche Saatgut, d.h. die gleichen Pflanzen zur Verfügung, und es wäre äußerst schwierig, die Salze in dem damaligen tiefen Reinheitsgrad zu beschaffen. Auch kann man die Bedeutung weiterer Faktoren wie Klimaveränderung, Bodenbeschaffenheit damals und heute, die zunehmende Gewässer- und Luftverschmutzung in ihrem Einfluß auf die Testergebnisse zu verschiedenen Zeiten nicht einschätzen. Abgesehen davon dürften Experimente mit gewaltigem personellem, finanziellem und zeitlichem Aufwand kaum zu Wiederholungen einladen. Man denke hier nur an die aufwendigen klinischen Versuche, die als multizentrische Langzeitstudien mit großen Patientenkollektiven durchgeführt werden. Hat man sich dennoch einmal dazu entschlossen, ein solches Experiment zu wiederholen, kann es passieren, daß die Ergebnisse den ursprünglichen total widersprechen, und man wäre gezwungen, ein weiteres Experiment in Angriff zu nehmen. Bei Langzeitstudien kann es zudem geschehen, daß durch neue Problemstellungen während der Laufzeit das ganze Unternehmen obsolet wird. Es ist hier also letztlich offen, ob das Postulat der Reproduzierbarkeit, das in der Mechanik zweifellos berechtigt ist, auf andere Bereiche der Natur übertragen werden kann.

Offen ist auch die Frage, ob Versuche mit dynamisierten Substanzen, die an physikalischen Systemen bzw. im Pflanzen- und Tierreich durchgeführt wurden und dort ein statistisch gesichertes Ergebnis in bezug auf eine definierte Wirkung zeigten, schon ein hinlänglicher Beweis für die therapeutische Wirksamkeit am Menschen abgeben. Es ist nur zu verständlich, daß die Potenzforschung auf physikalische Systeme, auf Pflanzen und Tiere als Testobjekte ausgewichen ist, um die Homöopathie und die anthroposophische Medizin vor dem Vorwurf zu bewahren, sie betreibe Placebotherapie oder kaschiere Heilerfolge mit der unter dem Zeitfaktor hervorgerufenen Spontanheilung. Gerade die Gegner der Therapie mit potenzierten Arzneimitteln werden daher die Potenzforschung nicht für restlos überzeugend halten, obwohl sie selbst, die Allopathen, pharmakologische und toxikologische Prüfungen ihrer Arzneisubstanzen an isolierten Organen oder ganzen Tieren für eine selbstverständliche Methode halten. Aber es hat sich in der Schulmedizin die Usance herausgebildet, die Prüfung am Tier und am isolierten Organ nur als Vorstufe der klinischen Prüfung zu betrachten, und erst letztere entscheidet definitiv über Nutzen und Risiko einer Therapie mit einem bestimmten Arzneimittel. Wenn die Homöopathie wie die anthroposophische Medizin etwa darauf hinwiese, daß Therapieerfolge in der Veterinärmedizin und Pädiatrie doch wohl kaum auf Placebowirkung zurückzuführen sind, könnte das schulmedizinische Lager dies immer noch als Selbsttäuschung hinstellen, da gerade im Bereich der Akuterkrankung bei Tieren und beim Menschen im Kindesalter die unbehandelte Krankheit sehr häufig spontan abheilt.

Trotz mehr als siebzig Jahre Potenzforschung und trotz einer Vielzahl von Experimenten mit ständig verbesserten Methoden stehen sich die Verfechter potenzierter Heilmittel und deren Gegner immer noch so unversöhnlich gegenüber wie am Anfang dieser Entwicklung, und es scheint so, als ob in Zukunft dies auch so bleiben wird, auch wenn noch so ausgeklügelte Versuchsanlagen für den Wirksamkeitsbeweis von Potenzen ausgearbeitet werden. Es wird eben die Entscheidung für oder gegen die potenzierten Arzneimittel nicht allein auf diesem Felde fallen. Im Gegenteil: Die Entwicklung der Potenzforschung wird dazu führen müssen, daß man die Frage nach der Wirksamkeit von dynamisierten Substanzen nicht zuletzt auch auf dem erkenntniswissenschaftlichen Felde zu beantworten versucht. Wenn man wieder mit einer Aussage wie der Hahnemannschen, daß potenzierte Heilmittel eine «geistartige» Wirkung haben, etwas anzufangen weiß, dann erst ist man in der Lage, zu einer sachgemäßen Einschätzung der Wirksamkeit dynamisierter Substanzen zu gelangen. Und damit wird erst der Weg eröffnet, auf welchem man sich mit der naturwissenschaftlichen Fachwelt und auch dem breiten Publikum verständigen kann. Gerade das erkenntniswissenschaftliche Feld stößt aber heute in den naturwissenschaftlichen Fachkreisen nicht auf großes Interesse. Zwar werden spezielle Methodenfragen innerhalb der einzelwissenschaftlichen Disziplinen durchaus erörtert, doch klammert man andererseits seit dem Ausgang des 19. Jahrhunderts grundlegende Fragestellungen, die eigentlich in allen Fakultäten und wissenschaftlichen Fächern von Bedeutung sein müßten, im Studium wie in der Praxis aus. Wir meinen etwa folgende Fragen: Was bedeutet der Erkenntnisakt für den Menschen und die Welt? Wie kommt er zustande? Welche Rolle spielt dabei das Denken und das dem Denken gegenüberstehende «Nicht-Denken», das, was die Philosophen die Erfahrung bzw. Wahrnehmung genannt haben, dasjenige, worüber nachgedacht wird? Was bedeutet das Postulat der absoluten Voraussetzungslosigkeit als Ausgangspunkt erkenntnistheoretischer

Erwägungen? Wie läuft das Denken rein formal ab?[54] Die Beschäftigung mit solchen fundamentalen Fragen gehörte einmal zur Propädeutik sämtlicher wissenschaftlicher Fakultäten und Fachrichtungen. Daß man seit dem Ausgang des 19. Jahrhunderts darauf verzichtet, bringt die Gefahr herauf, daß «Wissenschaft» in Dogmatismus verfällt und sich in Sackgassen manövriert. Es wird vielleicht noch viele Schäden an Mensch und Umwelt geben müssen, bis die Fachwissenschaftler einsehen werden, daß Erkenntnistheorie und Logik doch nicht nur rein theoretische Angelegenheiten sind, sondern daß man sie bei jedem Fachstudium als Basis betrachten muß, ohne die die Wissenschaft nicht zu sinnvollen Problemstellungen und damit zu ebensolchen Lösungen kommen kann. Wir wollen solch eine praktische Konsequenz aus erkenntnistheoretischen Überlegungen am atomaren und molekularen Materiebegriff exemplifizieren. Deshalb kommen wir nochmals auf die bereits erwähnte Avogadro-Konstante zurück.

Es hat diese Konstante nur so lange jene dominante Stellung in der Beurteilung der Homöopathie inne, wie man sich vom «materialistischen» Weltbild nicht trennen kann. Die «Materialisten» sehen in der Materie nur ein Konglomerat bewegter Elementarteilchen, Atome und Moleküle, die außer Masse, elektrischer Ladung und Bewegung keine weiteren Eigenschaften besitzen und die nach Meinung dieser Materialisten trotzdem als «Ursache» der uns vorliegenden komplexen Welt der Sinnesqualitäten zu gelten haben. Es würde hier zu weit führen, eine Geschichte des Materiebegriffes zu entwickeln. Wir können nur darauf hinweisen, daß unsere Teilchenvorstellungen zunächst aus der Thermodynamik, nämlich der kinetischen Gastheorie heraus entstanden sind (hier hat man sich zunächst Atome vorgestellt), dann in der Chemie zur Veranschaulichung der stöchiometrischen Verhältnisse bei der Stoffumwandlung herangezogen wurden (mit der zugrundeliegenden Vorstellung von Molekülen), um dann zuletzt durch die Entdeckung des Materiezerfalls in Form der Radioaktivität noch wesentlich verfeinert zu werden (mit der differenzierten Welt der Elementarteilchen). Bei dieser Entwicklung scheint man «vergessen» zu haben, daß es sich bei einer solchen Materievorstellung um eine gedankliche Abstraktion handelt, die man dazu benutzt, jeweils komplexe Phänomene mit Hilfe mechanischer Abläufe, die mathematisch formulierbar sind, besser «erklären» zu können. Man hat völlig außer acht gelassen, daß diese Teilchen ideelle Artefakte sind, denen man eine höchst begrenzte Anzahl von Eigenschaften zuschrieb, die aus der Fülle der Sinneswelt entnommen sind, wie Masse, Gewicht, Bewegung. Solange man sich dieser Abstraktion bewußt ist, ist gegen dieses Vorgehen nichts einzuwenden. Äußerst problematisch wird die Angelegenheit aber dann, wenn man diese abstrahierte Welt zur «Ursache» der gesamten Sinneswelt erklärt. Das kann sie aber gar nicht sein, denn wir müssen ja zuerst die Fülle der konkreten Sinnesqualitäten wie Form, Farbe, Geruch, Geschmack, Klang, Temperatur, Oberflächenbeschaffenheit, ja auch das Gewicht zuerst als Eigenschaften der sinnlichen Gegenstände vorliegen haben, bevor wir Elementarteilchen davon abstrahieren können. Die Bewegung, die wir diesen Teilchen zuschreiben und mit deren Hilfe wir dann vermeinen, die konkrete Sinneswelt aufbauen zu können, müssen wir ja zuerst aus eben dieser Sinneswelt ableiten. Man macht deshalb etwas völlig Illegitimes, wenn man der uns gegebenen Sinneswelt eine Doublette aus Eigenschaften unterschiebt, die man eben dieser Sinneswelt entnommen hat, und diese wieder zur Ursache der vollen Sinneswelt erklärt. Wäre dieses Vorgehen legitim, müßten wir den Zusammenhang wahrnehmen, so wie wir eben in dieser Sinneswelt etwa die Bewegungszustände von zwei Kugeln nach ihrem Zusammenprall wahrnehmen, die uns zur Formulierung des Impulssatzes Veranlassung geben. Solches nehmen wir aber bei wirklich kritischer Selbstbeobachtung nicht wahr. Wir tun nur so, als ob solche Teilchen existierten, um eben ein lückenloses Weltbild schaffen zu können, das wir dann nach mechanischen Prinzipien, d.h. mit Hebelgesetzen und Impulssatz, beschreiben, auch dort, wo dies eigentlich nicht mehr zulässig ist:[55] in der Welt der lebenden Organismen (Pflanze, Tier, Mensch), dann auch in der Welt jener Organismen, die aufgrund äußerer sinnlicher Vorgänge ein Innenleben mit Gefühlen, Trieben und Willensimpulsen entwickeln

(Tier, Mensch), und zuletzt dann noch in jener Welt, die mit ihrem Denken ihre sinnliche Umwelt ordnet, erinnert und planvoll gestaltet (Mensch). Gewiß gibt es im Pflanzen-, Tier- und Menschenreich jeweils Teilbereiche, die sich mechanistischen Prinzipien fügen, aber gerade das, was das Wesen dieser Reiche ausmacht, läßt sich nicht unter diese Prinzipien zwingen. Abbau-, Zerfalls-, Ausscheidungsprozesse lassen sich wohl mechanistisch deuten. Aber wie will man Wachstum, Gestaltumwandlung (Metamorphose), Reproduktion in den höheren Naturreichen nach mechanischen Gesetzen beschreiben?

Es ist eine Eigenheit der mechanischen, d.h. leblosen und anorganischen Welt, daß jeder Begriff sein sinnliches Korrelat hat und umgekehrt, d.h. daß Begriff und sinnliches Element in beiden Richtungen eindeutig aufeinander bezogen sind und daß sich nichts außerhalb der «sinnlichen Ebene» befindet, was in die mechanische Begriffswelt eingeht. In der Welt der Organismen ist dies jedoch nicht mehr der Fall. Hier müssen wir die Ebene der Sinneswelt, den Raum, verlassen und in einen reinen Zeitbereich eintreten, in dem das Prinzip des pflanzlichen Organismus wirksam ist; denn wenn wir eine Pflanze betrachten, so erleben wir sie als eine Entität, die sich in der Abfolge von zeitlichen Phasen (Metamorphosen) darlebt; diese sind nicht in der gleichen Weise mechanisch determiniert wie die Gegenstände der leblosen, «anorganischen» Körperwelt. Gewiß versucht hier die materialistische Wissenschaft mit Hilfe der molekularen Genetik uns glauben zu machen, daß die Fülle der organischen Welt mit ihrer Vielfalt an Sinnesqualitäten eine bloße Folge der mechanischen Kombination aus einzelnen Elementen der für die Replikation der Organismen relevanten Aminosäuresequenzen darstellt. Aber was kombiniert, selektiert bzw. verwirft denn da eigentlich? Ist es ein Kollektiv von im Raume «anwesenden» anorganischen Faktoren, und liegen denn diese Faktoren so offen vor unseren Sinnen wie z.B. eben jene bei dem schon mehrfach angeführten Beispiel der zwei Kugeln, die auf einer Ebene zusammenstoßen? Wenn wir einen einzelnen Samen betrachten: Sehen wir dem an, was aus ihm entsteht, wenn wir ihn nur in seiner sinnlich wahrnehmbaren «Umwelt» betrachten? Sein Bauplan kann uns nur im geistigen Sinne gegenwärtig sein, wenn wir uns an seine früheren Phasen erinnern, ansonsten müssen wir abwarten, wie sich die zukünftigen Phasen entfalten. Mit dem Samen muß aber jenes Organisationsprinzip – eine Kräfteorganisation – verbunden sein, das aus ihm heraus die einzelnen Stadien der Pflanze gestaltet. Wir sind hier bei einem Übersinnlichen, Verborgenen angelangt. Rudolf Steiner hat diesen übersinnlichen Bereich die «ätherische Welt» genannt,[56] die dem erkennenden Bewußtsein zugänglich wird, wenn es sich durch ständiges Üben im sich selbst beobachtenden Denken steigert. Dieses gesteigerte Bewußtsein wurde von ihm mit dem Terminus «imaginatives Bewußtsein»[57] belegt. Auch Goethe war mit dieser Erkenntnisstufe vertraut: Er bezeichnete sie als «anschauende Urteilskraft». Man erhebt sich in ihr zur Fähigkeit, dasjenige im zweidimensionalen Bilde gegenwärtig und gleichzeitig anzuschauen, was sich im Raume als zeitliche Folge manifestiert. Dabei erfährt man dieses Bild als etwas Lebendiges und Schaffendes an der Sinneswelt.

Wenn wir nun zum Verständnis der therapeutischen Wirkung potenzierter Substanzen kommen wollen, befinden wir uns in einer ähnlichen Lage wie der Botaniker, der das Entstehen der Pflanzen durchschauen will. Wir können diese Wirkung nicht einfach aus den physikalischen Konstanten der Substanz ableiten. Diese sind nur das sinnliche Korrelat für ein außerhalb des Raumes existierendes Prinzip, das erst zur Wirksamkeit im Raume gelangt, wenn es durch den Potenziervorgang «aufgeschlossen» wird. Die Substanz stellt sich als eine zur Erstarrung gekommene Phase, als einen Endpunkt eines Prozesses dar, analog einer Phase der Pflanzenentwicklung (Samen, Keimpflanze, sprossende Pflanze, blühende Pflanze, fruchtende Pflanze, Samen), wenn man eine solche künstlich festhalten könnte. Wir machen mit der Substanz, wenn wir sie potenzieren, nichts anderes, als daß wir sie wieder in den Prozeßzustand zurückversetzen. Dabei wird das Medium zum sinnlichen Korrelat der therapeutischen Wirksamkeit, wie in der Pflanzenentwicklung die Pflanzensubstanz zum sinnlichen Korrelat ihrer Metamorphosen wird. Die Pflanzenentwicklung ist etwas rhythmisch Ablaufendes, die Substanzbildung fällt aus dem Rhythmus heraus und erstarrt; deshalb müssen wir ihn im Potenziervorgang der Substanz wieder in Form des Schüttelns und Verreibens einfügen, die erstarrten Strukturen und Formen auflösen, wenn wir sie zur Wirksamkeit im kranken menschlichen Organismus bringen wollen.

Wir haben bei dieser Betrachtung nirgends unsere Zuflucht zu den gedanklichen Abstraktionen wie Atomen, Molekülen nehmen müssen oder uns gezwungen gesehen, einen Wirkungsmechanismus zu konstruieren, um die Wirkung von potenzierten Substanzen zu «verstehen». Die Avogadro-Konstante stellt nur deshalb eine absolute Hemmschwelle für das Verständnis der Homöopathie dar, weil man nicht von den Atomen und Molekülen im Zusammenhang mit dem Materiebegriff absehen kann bzw. meint, nicht absehen zu können. Unser Anliegen in dieser Schlußbetrachtung war es, nichts den Phänomenen als «Ursache» unterzulegen, was vorgängig aus ihnen abstrahiert wurde, sondern die Phänomene sich gegenseitig stützen zu lassen, und wo die uns bekannten Phänomene zur Stützung nicht genügten, haben wir uns bemüht, neue aufzusuchen, indem wir unser Wahrnehmungsfeld, nötigenfalls durch Steigerung unserer Erkenntnisfähigkeit, erweiterten. Die Stützung der Phänomene untereinander geschieht dabei immer durch das gleiche bezügestiftende Denken, das nach den uns bekannten Regeln der Logik abläuft. Wir hoffen, mit diesem kleinen Exkurs gezeigt zu haben, daß die Erkenntniswissenschaft einen nicht zu vernachlässigenden Beitrag zur Potenzforschung auch in Zukunft zu leisten haben wird und neben physikalischer, biologischer und pharmakologischer Forschung ein gewichtiges Wort mitzureden hat, wenn es um die wissenschaftliche Anerkennung der potenzierten Heilmittel geht.

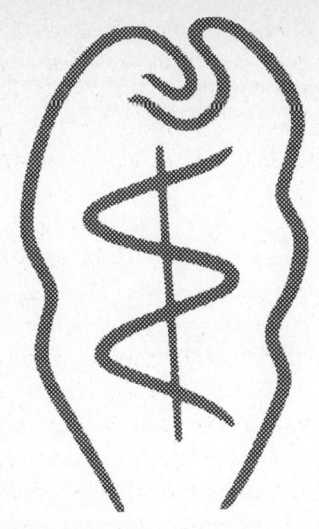

Sie haben es
vielleicht schon
unzählige Male
gesehen.

Aber haben Sie auch
einmal darüber
nachgedacht?

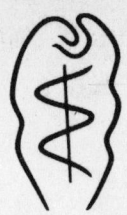

Das Zeichen für Heilung und Pflege: Ein Signum anthroposophischer Lebenspraxis

Als die WELEDA 1921 auf Anregung von Rudolf Steiner gegründet wurde, skizzierte er dieses Zeichen als Ausdruck für die innere Aufgabe der anthroposophischen Heilmittelkunde: Einen neuen, wesensgemäßen Zusammenhang zwischen den Lebensprozessen der Natur und denen im Menschen zu schaffen. WELEDA Arzneimittel und Körperpflegepräparate entstehen auf der Grundlage wertvoller Natursubstanzen. Tatsächlich jedoch gehen sie über bloße Naturprodukte hinaus: Sie sind Kulturerzeugnisse. Der positiv auf die Natur angewandte Geist des Menschen schafft etwas nie Dagewesenes, wenn er Kräfte und Stoffe der Natur in einen menschen- und geistgemäßen Zusammenhang stellt. Diesen Zusammenhang zu erforschen, ist die immer wieder neue Aufgabe, die seit 70 Jahren das Fundament der weltweiten WELEDA-Arbeit bildet. Wenn Sie sich dafür interessieren: Wir informieren Sie gerne. Schreiben Sie an: WELEDA AG Heilmittelbetriebe, Postfach 1320, 7070 Schwäbisch Gmünd.

WELEDA
Im Einklang mit Mensch und Natur

Anmerkungen und Literatur

Willem F. Daems: Die Entwicklung des Potenzierverfahrens

1 Samuel Hahnemann, *Organon der rationellen Heilkunde,* Dresden 1810.
2 *Der Hermetische Nordstern, oder getreuer Unterricht und Anweisung, wie zu der Hermetischen Meisterschaft zu gelangen ...,* herausgegeben von J. J. F. Sac. Caes. Reg. M. C. A. Liebhaber des grossen Geheimnuss und wahren Weissheit ...,* Frankfurt und Leipzig 1771.
3 Walther Cloos, *Menschengemäße Heilmittel. Von Grundlinien und Aufgaben einer anthroposophisch-orientierten Pharmazie,* Freiburg i. Br. 1971, S. 31.
4 *Ars Chemica,* qvod sit licita recte exercentibus ... Septem tractatus sev capitula Hermetis Trismegisti, aurei (u.a.), (Colophon der Sammlung:) Argentorati (= Straßburg) Anno MDLXVI.
5 *Hermetis Trismegisti Tractatus vere aureus,* de Lapidis Philosophici secreto, in capitula septem divisus: nunc verò à quodam Anonymo, scholijs tàm exquisitè & acutè illustratus & studio Dominici Gnosij Belgae utr. M. D., in lucem editus, 1610 Lipsiae, Sumptibus Thomae Scureri.
6 Eveline Steinbichler, *Geschichte der homöopathischen Arzneibereitungslehre in Deutschland bis 1872* (=Veröffentlichungen der Int. Ges. f. Gesch. d. Pharmazie, N. F. Bd. 11), Eutin 1957.
7 R. A. Bentheim Oosterhuis, *Paracelsus en Hahnemann, een renaissance der geneeskunst,* Leiden 1937.
8 Karl Sudhoff (Hrsg.), *Theophrast von Hohenheim gen. Paracelsus. Sämtliche Werke,* I, Medizinische und naturwissenschaftliche Schriften, Bd. 1 – 14, München und Berlin 1922 – 1933. Hier: I, 14, S. 431.
9 Samuel Hahnemann (Hrsg.), *William Cullens Abhandlung über die Materia medica,* 2 Bde., Leipzig 1790, Bd. 2, S. 109.
10 Samuel Hahnemann, Versuch über ein neues Princip zur Auffindung der Heilkäfte der Arzneysubstanzen, nebst einigen Blicken auf die bisherigen, *Hufelands Journal der practischen Arzneykunde* 1796.
11 Samuel Hahnemann, *Heilung und Verhütung des Scharlach-Fiebers,* Gotha 1801, S. 13 – 14.

12 Samuel Hahnemann, a.a.O. (siehe Anm. 11), S. 28.

13 Samuel Hahnemann, a.a.O. (siehe Anm. 1).

14 Siehe Karl Haas, *Hahnemann, der Chemiker und Apotheker. Eine historische Studie,* Ulm 1956.

15 Samuel Hahnemann, *Reine Arzneimittellehre. 6 Teile,* Dresden 1811 – 1821.

16 Samuel Hahnemann, a.a.O. (siehe Anm. 15): 2. Aufl., T. 1 (Dresden 1822), S. 357.

17 Samuel Hahnemann, siehe Anm. 15: 2. Aufl., T. 6 (Dresden 1827), S. 2.

18 Rudolf Tischner, *Das Werden der Homöopathie. Geschichte der Homöopathie vom Altertum bis zur neuesten Zeit,* Stuttgart 1950, S. 84, ohne Quellenangabe.

19 Samuel Hahnemann, *Die chronischen Krankheiten, ihre eigenthümliche Natur und homöopathische Heilung.* T. 1, Dresden 1828.

20 Samuel Hahnemann, a.a.O. (siehe Anm. 19): 2. Aufl., T. 1 (Dresden 1835), Anm. S. 182.

21 Samuel Hahnemann, a.a.O. (siehe Anm. 19): 2. Aufl., T. 5 (Dresden 1839), S. 111.

22 Herbert Schindler, in: *Deutsche Apotheker-Zeitung* 107 (20), (1967), S. 673.

23 Samuel Hahnemann, *Organon der Heilkunst.* 6. Ausgabe (hrsg. von Richard Haehl 1921), Stuttgart 1955.

24 Constantin Hering (bei Tischner), siehe Anm. 18, S. 157, ohne Quellenangabe.

25 Siehe Rudolf Tischner, *Das Werden der Homöopathie. Geschichte der Homöopathie vom Altertum bis zur neuesten Zeit,* Stuttgart 1950, S. 84.

26 B. A. Vehsemeyer, Potenzierung nach der Decimalskala, *Hygea* 4 (1836), S. 547.

27 Willmar Schwabe (Hrsg.), *Deutsches homöopathisches Arzneibuch,* Leipzig 1872.

28 *Homöopathisches Arzneibuch,* 2. abgeänderte Auflage, Leipzig 1934.

29 *Homöopathisches Arzneibuch,* 1. Ausgabe 1978. Gesamtausgabe. Amtliche Ausgabe. Mit den Nachträgen (1981, 1983, 1985[2]), Stuttgart und Frankfurt 1985.

30 *Pharmacopée Française* (= Codex Français) VIIIe Edition, Paris 1965, p. 19 und pp. 1347 – 1351 (Préparations homéopathiques).

31 P. M. Baranger et M. K. Filler, *Les Annales Homéopathiques Françaises* 11 (10/1969), pp. 790 – 801.

32 Rudolf Steiner, *Individuelle Geistwesen und ihr Wirken in der Seele des*

Menschen. Neun Vorträge in Zürich, Dornach und St. Gallen 1917, Gesamtausgabe Bibl.-Nr. 178 (= GA), Dornach 1980.

33 Wilhelm Pelikan, Können potenzierte Lösungen unbeschadet ihrer Wirkung filtriert werden?, *Elemente der Naturwissenschaft*, Dornach 9/1969, S. 62 – 67.

34 Die Zahl der meist kleinen Pharmabetriebe, die Urtinkturen und potenzierte Heilmittel anbieten, hat stark zugenommen, und damit hat sich auch die Konkurrenz verschärft, mitsamt ihrer Auswirkung für die Werbung. Es scheint für die Firmen wichtig zu sein, darauf hinzuweisen, daß sie «strikte nach Hahnemann» potenzieren. In dieser Beziehung ist ein Beitrag von P. Barthel für eine Urteilsbildung sehr hilfreich (P. Barthel, Das Vermächtnis Hahnemanns – die Fünfzigtausender Potenzen, *Allg. Hom. Ztg.* 235 (1990), S. 47 – 59). Er zeigt u.a., wie Hahnemann bis fast zu seinem Lebensende sehr flexibel, tastend vorgegangen ist. Allein schon für die Schüttelmethoden und Schüttelzeiten sind zahlreiche Varianten zu verzeichnen: schütteln, schlagen, mit kräftigem Arm von oben nach unten schlagen, minutenlang, drei Minuten, wohl geschüttelt, genau geschüttelt, stark umgeschüttelt, mit 10, 20, 30, 40, 50 oder auch 100 Schlägen. Man muß also solche Werbeslogans kritisch befragen: Was soll da eigentlich «strikte nach Hahnemann» sein?

35 P. Barthel, a.a.O. (siehe Anm. 34), S. 57.

36 J. Boiron et al., Effets de quelques facteurs physiques sur l'activité pharmacologique de dilutions infinitésimales, *Les Annales Homéopathiques Françaises* 10 (3/1968), pp. 87 – 196.

37 Paul Schatz, D. R. P. 589 542 (1933); A. P. 2 991 656 (1939). Siehe auch: P. Speiser und R. Tawashi, Mischwirkung pharmazeutisch verwendeter Pulvermischer, *Pharmaceutica Acta Helvetiae* 37 (1962), S. 529 – 543.

38 Jochen Bockemühl, Die Wirkung von potenziertem Pyrit verschiedener Verreibungsverfahren auf das Wurzel- und Sproßwachstum von Keimpflanzen, *Elemente der Naturwissenschaft*, Dornach 8/1968, S. 27 – 31.

39 S. von Korsakoff, Erfahrungen über ein völlig sicheres und leichtes Verfahren, die homöopathischen Arzneien zu jedem beliebigen Grade zu potenzieren … [usw.], *Stapfs Archiv* 11 (3) (1832), S. 104ff.

40 Karl Haas, Der Einfluß der Adsorption auf die Konzentration der nach verschiedenen Verfahren hergestellten homöopathischen Verdünnungen, *Pharmaceutica Acta Helvetiae* 24 (1949), S. 263 – 310.

41 Samuel Hahnemann, a.a.O. (siehe Anm. 23), S. 245ff.

42 *Homöopathisches Arzneibuch*, a.a.O. (siehe Anm. 29), S. 40 f.

1 Heinz Schoeler, Das Hochpotenzproblem, *Allgemeine homöopathische Zeitung,* 216 (1/1971), S. 17 – 25.

2 Emil Pelz, Im Dschungel der homöopathischen Potenzen, *Allgemeine homöopathische Zeitung,* 216 (1/1971), S. 25 – 29.

3 Rudolf Steiner, *Geisteswissenschaft und Medizin* (= erster Ärztekurs). Zwanzig Vorträge in Dornach 1920, Gesamtausgabe Bibl.-Nr. 312 (= GA), Dornach ⁶1985.

4 Samuel Hahnemann, *Organon der Heilkunst,* 6. Ausgabe, hrsg. von Richard Haehl 1921, Stuttgart 1955.

5 Rudolf Steiner und Dr. med. Ita Wegman, *Grundlegendes für eine Erweiterung der Heilkunst nach geisteswissenschaftlichen Erkenntnissen* (1925), (GA 27) Dornach ⁷1991.

6 Siehe Ernst Marti, *Das Ätherische. Eine Erweiterung der Naturwissenschaft durch Anthroposophie,* hrsg. von Irmgard Rossmann, Basel 1989.

7 Rudolf Steiner, *Geisteswissenschaftliche Impulse zur Entwicklung der Physik* (= erster naturwissenschaftlicher Kurs). Zehn Vorträge in Stuttgart 1919/1920, (GA 320) Dornach ³1987.

8 Lili Kolisko, *Physiologischer und physikalischer Nachweis der Wirksamkeit kleinster Entitäten,* Arbeitsgemeinschaft anthroposophischer Ärzte, Stuttgart 1959.

9 Samuel Hahnemann, siehe Anm. 4, § 270. Hervorhebung nachträglich; E. M.

10 Rudolf Steiner, siehe Anm. 3, 11. Vortrag, S. 212/213.

11 Siehe Georg Unger, Die Wirkung potenzierter Heilmittel aus der Sicht des modernen Physikers, *Schweizerische Apotheker-Zeitung,* 108 (23/1971), S. 868 – 872.

12 Rudolf Steiner, siehe Anm. 3, 11. Vortrag, S. 213/214.

13 Rudolf Steiner, siehe Anm. 3, 11. Vortrag, S. 212.

14 Rudolf Steiner, siehe Anm. 3.

15 Rudolf Steiner, *Anthroposophische Leitsätze. Der Erkenntnisweg der Anthroposophie – Das Michaelmysterium* (1924/1925), (GA 26) Dornach ⁹1989.

16 Siehe Rudolf Steiner, *Geisteswissenschaftliche Grundlagen zum Gedeihen der Landwirtschaft* (Landwirtschaftlicher Kurs). Acht Vorträge, eine Ansprache und Fragenbeantwortung in Koberwitz 1924, (GA 327) Dornach ⁷1984, ferner die Arbeit von Lili Kolisko unter Anm. 8.

17 Rudolf Steiner, siehe Anm. 3, 5. Vortrag, S. 106, 107.

18 Rudolf Steiner, *Von Seelenrätseln* (1917), (GA 21) Dornach ⁵1983.

19 Samuel Hahnemann, siehe Anm. 4.
20 Rudolf Steiner, siehe Anm. 3, 5. Vortrag, S. 100/101.
21 Rudolf Steiner, siehe Anm. 3, 5. Vortrag, S. 102.
22 Dieses und das folgende Zitat: Rudolf Steiner, siehe Anm. 3, 6. Vortrag, S. 134 u. S. 136.

Johannes Zwiauer: Zur Phänomenologie des Potenzierens

1 Theodor Schwenk, *Das sensible Chaos. Strömendes Formenschaffen in Wasser und Luft*, Stuttgart [8]1991.
2 Theodor Schwenk, *Grundlagen der Potenzforschung* (Menschenwesen und Heilkunst Bd. 11) Stuttgart [3]1974.
3 Paul Eugen Schiller, Untersuchungen an der freien schallempfindlichen Flamme. *Akust. Z.* S. 9. Jg. (1938), Heft 1.
4 Siehe die Darstellungen Theodor Schwenks unter Anm. 1.
5 Erwin Heintz, Eine neuartige Anordnung zum Messen physikalisch-chemischer Wirkungen von Potenzen: Das D-Element, *Elemente der Naturwissenschaft*, Dornach, Heft 15/1971, S. 33 – 44.
6 Jochen Bockemühl, Die Wirkung von potenziertem Pyrit verschiedener Verreibungsverfahren auf das Wurzel- und Sproßwachstum von Keimpflanzen. Eine neue Methode zum Nachweis der Wirkung kleinster Entitäten, *Elemente der Naturwissenschaft*, Dornach, Heft 8/1968, S. 27 – 31.
7 Siehe die Ausführungen Theodor Schwenks unter Anm. 2.

Fritz Spielberger: Potenzierte Arzneien in der ärztlichen Praxis

1 Friedrich Husemann/Otto Wolff, *Das Bild des Menschen als Grundlage der Heilkunst*, Band I – III, Stuttgart 1991 – 1993.
2 Joachim Schultz, *Rhythmen der Sterne*, Dornach 1985.
3 Fritz Spielberger, Schlangengifte als Heilmittel, *Merkurstab* 1993 (in Vorbereitung).

Ekkehard Fräntzki, *Die Idee der Wissenschaft bei Samuel Hahnemann*, Heidelberg 1976.
Samuel Hahnemann, *Organon der Heilkunst,* Heidelberg [6]1979.
Rudolf Hauschka, *Heilmittellehre*, Frankfurt 1965.

Walter Holtzapfel, *Erweiterung der Heilkunst,* Dornach 1983.

Helmut Lingen, *Heilpflanzen und ihre Kräfte*, 1985.

E. Mutschler, *Arzneimittelwirkungen*, Stuttgart 1986.

Barbara Ritzert, *Gene, Zellen, Moleküle*, München 1987.

Heinz Herbert Schöffler, *Homöopathie, ein sanfter Weg der Medizin*, Stuttgart [3]1985.

Theodor Schwenk, *Grundlagen der Potenzforschung*, Stuttgart [3]1974.

Rudolf Steiner/Ita Wegman, *Grundlegendes für eine Erweiterung der Heilkunst nach geisteswissenschaftlichen Erkenntnissen,* (GA 27) Dornach [7]1991.

Otto Wolff, *Anthroposophisch orientierte Medizin und ihre Heilmittel,* Stuttgart [5]1990.

Jürg Himmelsbach: Siebzig Jahre Potenzforschung. Ein Überblick

1 Galileo Galilei, *Discorsi e demonstrationi mathematiche intorno a due nove scienzi*, zitiert nach: Johannes Hemleben, *Galileo Galilei in Selbstzeugnissen und Bilddokumenten*, Reinbek bei Hamburg 1969, S. 27.

2 Definition des Mols: Produkt aus Molekulargewicht und der Masseneinheit 1g.

3 Gustav Kuschinsky, *Taschenbuch der modernen Arzneibehandlung, Angewandte Pharmakologie,* Stuttgart/New York [8]1980, S. 288f.

4 Samuel Hahnemann, *Organon der Heilkunst, «Aude Sapere»,* Dresden und Leipzig [5]1833, unveränderter Nachdruck, Heidelberg 1987.

5 Rudolf Steiner, *Geisteswissenschaft und Medizin*, Gesamtausgabe Bibl.-Nr. 312 (= GA), Dornach [6]1985.

6 Rudolf Steiner und Ita Wegmann, *Grundlegendes für eine Erweiterung der Heilkunst nach geisteswissenschaftlichen Erkenntnissen,* (GA 27) Dornach [7]1991.

7 Durch Goethe angeregt, der von der zeitgenössischen, vor allem auf Newton gestützten Mechanik zu einer echten Organik vorstoßen wollte, versuchte Rudolf Steiner, den Wahrnehmungsbegriff und die Wahrnehmungsfähigkeit so zu erweitern, daß diese imstande sein könnten, in jene übersinnlichen Bereiche vorzudringen, die jenseits der subjektiven Innenwelt (Gefühle, Wünsche, Triebe) der menschlichen Individuen liegen. Er nannte die Wissenschaft, die dies anstrebte, die anthroposophisch orientierte Geisteswissenschaft. Er konnte sie, was ihre Methodik anbelangt, nur als Fortsetzung der Naturwissenschaft betrachten. Diese bemühte

sich damals noch um ihre philosophischen (erkenntniswissenschaftlichen) Grundlagen. Rudolf Steiner hat sich intensiv damit auseinandergesetzt, da sie auch das Fundament seiner Geisteswissenschaft bilden. Davon legen die hier angeführten Werke Zeugnis ab. Die heutige Naturwissenschaft hat diese Probleme aus ihrem Bewußtsein weitgehend verdrängt und ist damit einer Lösung ihrer Grundprobleme ausgewichen:

Rudolf Steiner, *Einleitung zu Goethes Naturwissenschaftlichen Schriften* (1884 – 1897), (GA 1) Dornach ⁴1987.

Rudolf Steiner, *Grundlinien einer Erkenntnistheorie der Goetheschen Weltanschauung, mit besonderer Rücksicht auf Schiller. Zugleich eine Zugabe zu Goethes Naturwissenschaftlichen Schriften in Kürschners «Deutsche National-Literattur»* (1886), (GA 2) Dornach ⁷1979.

Rudolf Steiner, *Wahrheit und Wissenschaft. Vorspiel einer «Philosophie der Freiheit»* (1892),(GA 3) Dornach ⁵1980.

Rudolf Steiner, *Die Rätsel der Philosophie in ihrer Geschichte als Umriß dargestellt* (1914), (GA 18) Dornach ⁹1985; hier vor allem das letzte Kapitel: «Skizzenhaft dargestellter Ausblick auf eine Anthroposophie».

Rudolf Steiner, *Methodische Grundlagen der Anthroposophie. Gesammelte Aufsätze zur Philosophie, Naturwissenschaft, Ästhetik und Seelenkunde 1884 – 1901,* (GA 30) Dornach ³1989.

Rudolf Steiner, *Philosophie und Anthroposophie. Gesammelte Aufsätze 1904 – 1923*, (GA 35) Dornach ²1984.

8 Der Autor dieses Beitrags ist sich vollkommen bewußt, daß diese Aufzählung bei der Fülle des Materials nicht lückenlos sein kann; wenn etwas unerwähnt bleibt, steht keine tendenziöse Absicht dahinter, sondern ist nur die Tatsache dafür verantwortlich, daß die entsprechenden Publikationen ihm nicht bekannt geworden sind. Die Aufzählung erfolgt in chronologischer Reihenfolge:

Heinz Schoeler, *Über die wissenschaftlichen Grundlagen der Homöopathie.* Habil. Med. Fak., Leipzig 1948 (bei DHU Karlsruhe).

Heinz Schoeler, Das Hochpotenzproblem, *Allgemeine Homöopathische Zeitung,* 195 (1/1950), S. 1 – 38; (2/1950), S. 67 – 80.

Heinz Schoeler, Über physikalische Wirkungen oder Eigenschaften echter homöopathischer Hochpotenzen, *Allgemeine Homöopathische Zeitung,* 199 (4/1954), S. 105 – 112 mit einem Schlußwort von Karl Beier, ebd., S. 112 – 114.

J. Stephenson, A review of investigations into the action of substances in dilutions greater than 1×10^{24} (microdilutions). *J. Am. Inst. Hom.,* 48 (1955).

Lili Kolisko, *Physiologischer und physikalischer Nachweis der Wirksamkeit kleinster Entitäten 1923 – 1959*, Stuttgart 1959.

Lise Wurmser, Die Entwicklung der homöopathischen Forschung, *Allgemeine Homöopathische Zeitung*, 214 (1969), S. 337 – 353, 387 – 399, 439 – 443.

Georg Unger, Die Wirkung potenzierter Heilmittel aus der Sicht des modernen Physikers, *Schweizerische Apotheker-Zeitung*, 108 (1970), S. 868 – 872.

Horst Flemming, Die Wirksamkeit potenzierter Substanzen wissenschaftlich belegt, *Die Drei*, 41 (5/1970), S. 29 – 33.

Peter Alsted Pedersen, Eksperimentel påvisning af virkninger af potenserede Substanser, *Farmaceutisk Tidende*, 82 (42/1972), S. 845 – 858.

R. Pirtkien, Zehn Jahre Forschung auf dem Gebiet der Homöotherapie, *Z.F.A.* (Stuttgart), 52 (1976), 1203 – 1209.

P. Sankaran, Some Recent Research and Advances in Homoeopathy, *The Homoeopathic Medical Publishers*, Bombay 1978.

Jean Boiron, Einige Etappen der experimentellen Forschung auf dem Gebiet der Homöopathie, *Allgemeine Homöopathische Zeitung*, 225 (1980), S. 241 – 248.

H. L. Coulter, *Homoeopathic Science and Modern Medicine*, Richmond, Calif. 1981.

D. Demarque, *L'Homéopathie-Médecine de l'Expérience*, Ruffine 1981.

J. Kollerstrom, Basic scientific research into the «low-dose-effect», *British Homoeopathic Journal*, 71 (1982), S. 41 – 47.

A. M. Scofield, Experimental research in homoeopathy – a critical review, *British Homoeopathic Journal*, 73 (3/1984), S. 161 – 180; (4/1984), S. 211 – 226.

K.-H. Gebhardt, *Beweisbare Homöopathie*, Heidelberg [2]1985.

H.-J. Aulas et al., *L'Homéopathie*, Lausanne et Paris 1985.

G. Resch und V. Gutmann, *Wissenschaftliche Grundlagen der Homöopathie*, O.-Verlag 1986 (engl.: Scientific Foundations of Homoeopathy, O.-Verlag 1987).

H. Walach, *Homöopathie als Basistherapie*, Heidelberg 1986.

B. Poitevin, *Le devenir de l'Homéopathie – Eléments de théorie et de recherche*, Paris 1987.

Marco Righetti, *Forschung in der Homöopathie. Grundlagen, Problematik und Ergebnisse*, Göttingen 1988.

Friedwart Husemann, Die Wirksamkeit kleinster Entitäten, nachgewiesen von Kolisko (1923) bis Benveniste (1988), *Das Goetheanum*, Wochenschrift für Anthroposophie, 68 (47/1989), S. 410 – 415.

Nach Abschluß unseres Überblicks ist uns noch der folgende Aufsatz bekannt geworden: Friedwart Husemann, Rhythmusphänomene beim Wirksamkeitsnachweis potenzierter Heilmittel – Nachgewiesen von Kolisko (1923) bis Cristea (1991), *Der Merkurstab* 45 (2/1992), S. 73 – 91. Es handelt sich dabei um den zuvor erwähnten Aufsatz Husemanns, der um die Arbeit Aurelia Cristeas erweitert wurde. Die Arbeiten Cristeas bestätigen die früheren Arbeiten in der Potenzforschung von Kolisko bis Benveniste: Dynamisierte Verdünnungsreihen zeigen pharmakologische Wirkungen auch bei Verdünnungen $<10^{-24}$, während bloß verdünnte Reihen bei Konzentrationen $<10^{-18}$ keine Wirkung mehr zeigen. Im Falle Cristeas wurden Belladonna-Potenzen bzw. Verdünnungen in ihrer Wirkung am Zwölffingerdarm der Ratte getestet.

9 Friedwart Husemann, Die Wirksamkeit kleinster Entitäten, a.a.O. (Anm. 8).

10 J. Aebly, Das Werk des Kongresses der Internationalen homöopathischen Liga in Genf 1931, *Allgemeine Homöopathische Zeitung*, 180 (1932), S. 168ff.

K. Kötschau, Verschiedenes zur Frage der wissenschaftlichen Erforschung der Homöopathie, *Allgemeine Homöopathische Zeitung*, 177 (1929), S. 163.

11 Marco Righetti, Forschung in der Homöopathie, a.a.O. (Anm. 8).

12 Lili Kolisko, *Physiologischer und physikalischer Nachweis der Wirksamkeit kleinster Entitäten*, Stuttgart 1923.

13 Lili Kolisko, *Physiologischer und physikalischer Nachweis der Wirksamkeit kleinster Entitäten 1923 – 1959*, a.a.O. (Anm. 8).

14 Herrmann Junker, Über die Wirkung hochverdünnter Substanzen auf Paramäcien, *Biologisches Zentralblatt*, 45 (1/1925), S. 26ff.

15 Herrmann Junker, Die Wirkung extremer Potenzverdünnungen auf Organismen, *Pflugers Archiv für ges. Phys.*, 219 B (5,6/1928), S. 647 – 672.

16 August Bier, Der Schwefel als homöopathisches Mittel, *Münchner medizinische Wochenschrift*, (1930), S. 1575ff.

August Bier, Der Schwefel als isopathisches Mittel, *Münchner medizinische Wochenschrift*, (1930), S. 1621ff.

August Bier, Wie sollen wir uns zur Homöopathie stellen? (1925), zitiert nach: Martin Schlegel (Hrsg.), *Stauffers Homöopathisches Taschenbuch*, Ulm ⁹1965, S. 5ff. (Einleitung).

17 N. P. Krawkow, Über die Grenzen der Empfindlichkeit des lebenden

Protoplasmas, *Zeitschrift für die gesamte experimentelle Medizin,* 34 (1923), S. 279 – 306.

18 K. König, Über die Wirkung extrem verdünnter («homöopathisierter») Metallsalzlösungen auf Entwicklung und Wachstum von Kaulquappen, *Zeitschrift für die gesamte experimentelle Medizin,* 56 (1927), S. 581 – 593.

19 G. B. Stearns, Experiments with homoeopathic potentized substances given to Drosophila melanogaster with hereditary tumours, *Homoeopathic Recorder,* 40 (1925), S. 130 – 140.

20 G. B. Stearns, Experimental data on one of the fundamental claims in homoeopathy, *Journal of the American Institute of Homoeopathy,* 18 (1925), S. 433 – 444, 790 – 792.

21 W. M. Persson, Die Einwirkung von Mikrodosen sämtlicher Arzneimittel und Chemikalien auf Fermente: Urease, Diastase, Trypsin, *Deutsche Zeitschrift für Homöopathie,* 11 (1932), S. 5.

22 Th. Sabalitschka, Chemische und biologische Versuche und Betrachtungen zur Homöopathie, *Allgemeine Homöopathische Zeitung,* 184 (1936), S. 77 und 97ff.

23 R. Neufeld, Dissertation Berlin 1933.

24 W. E. Boyd, Biochemical and biological evidence of the activity of high potencies, *British Homoeopathic Journal,* 44 (1954), S. 6 – 44.

25 J. Paterson, Report on mustard gas experiments (Glasgow and London), *Journal of the American Institute of Homoeopathy,* 37 (1944), S. 47 – 50, 88 – 92.

26 R. M. M. Owen / G. Ives, The mustard gas experiments of the British Homoeopathic Society: 1941 – 1942, *Proc. 35 Int. Hom. Congress,* Papers and Summaries, Brighton (1982), S. 258 – 269.

27 Karl Haas, Der Einfluß der Adsorption auf die Konzentration der nach verschiedenen Verfahren hergestellten homöopathischen Verdünnungen, *Pharmaceutica Acta Helvetiae,* 24 (8/1949), S. 263 – 310.

28 Marco Righetti, Forschung in der Homöopathie …, a.a.O. (Anm. 8).

29 W. E. Boyd, The application of a new biological heart-rate recorder to the study of the action on the frog heart of small doses of Crataegus, Digitalis, Strophantus gratus and of trace doses of Strophantus sarmentosus, *British Homoeopathic Journal,* 43 (1953), S. 11 – 23.

30 A. H. Koffler, Effects of sulphur dynamizations on onions, *British Homoeopathic Journal,* 54 (1965), S. 189 – 193.

31 A. K. Wannamaker, Effects of sulphur dynamizations on onions, *Journal of the American Institute of Homoeopathy,* 59 (1966), S. 287 – 295.

32 G. Netien, Action de doses infinitésimales de sulfate de cuivre sur des plantes préalablement intoxiquées par cette substance, *Annales Homéopathiques Françaises*, (4/1965) und (2/1966).

33 J. Boiron / J. Marin, Action d'une 15ᵉ CI I de sulfate de cuivre sur la culture de Chlorella vulgaris, *Annales Homéopathiques Françaises*, 20 (1978), S. 367 – 372.

34 J. Boiron / Mlle. Zervudacki, Action de dilutions infinitésimales d'arséniate de sodium sur la respiration de coléoptiles de blé, *Annales Homéopathiques Françaises*, 5 (1962), S. 738 – 742.

35 C. Lapp / L. Wurmser et al., Mobilisation de l'arsenic fixé chez le cobaye, sous l'influence de doses infinitésimales d'arséniate de sodium, *Thérapie*, (10/1955), S. 625.

C. Lapp / L. Wurmser et al., Mobilisation du bismuth fixé chez le cobaye, sous l'influence de doses infinitésimales d'un sel de bismuth, *Thérapie*, (13/1958), S. 46 und S. 438 – 450.

36 A. Cier / J. Boiron, (verschiedene Studien zur Elimination von Arsen, Wismut und Antimon in Labortieren unter der Gabe der entsprechenden potenzierten Substanzen), alle erschienen in: *Annales Homéopathiques Françaises*, (3/1961), S. 766; (4/1962), S. 789; (7/1965), S. 597; (10/1968), S. 172.

37 G. Mouriquand / A. Cier et al., Mobilisation de l'arsenic fixé sous l'effet de doses infinitésimales et variations de l'indice chronologique vestibulaire, *C. R. Séances Académie des Sciences*, 249 (1959), S. 18 – 20.

G. Mouriquand / A. Cier et al., Variations de l'indice chronologique vestibulaire et mobilisation de l'antimoine fixé chez le Pigeon par des doses infinitésimales de cet élément, *C. R. Séances Académie des Sciences*, 252 (1961), S. 3173 – 3175.

38 A. Cier / J. Boiron et al., Sur le traitement du diabète expérimental par des dilutions infinitésimales d'alloxane, *Annales Homéopathiques Françaises*, (2/1966).

39 M. Aubin, Bericht in: *Annales Homéopathiques Françaises*, (17/1975), S. 509.

40 H. Wolter, Therapeutische Versuche bei Azetonämie des Rindviehs, *Allgemeine Homöopathische Zeitung*, 224 (3/1979), S. 91 und *Allgemeine Homöopathische Zeitung*, 213 (1968), S. 433 und *Allgemeine Homöopathische Zeitung*, 214 (1969), S. 433.

41 A. Gay / J. Boiron, *Présence d'un facteur physique dans les dilutions homéopathiques,* Edit. Lab. Boiron, Lyon 1951.

A. Gay / J. Boiron, *Démonstration physique de l'éxistence réelle du remède homéopathique,* Edit. Lab. P. H. R., Lyon 1953.

42 Helmut Knauer, Nachweis der Wirkung potenzierter Lösungen auf chemisch-physikalischem Wege, *Acta Homeopathica,* 13 (1969), S. 157 – 164.

43 G. P. Barnard / J. Stephenson, Microdose Paradox: A New Biophysical Concept, *Journal of the American Institute of Homoeopathy,* 60 (1967), S. 277 – 286.

G. P. Barnard / J. Stephenson, Fresh Evidence for a Biophysical Field, *Journal of the American Institute of Homoeopathy,* 62 (1969), S. 73 – 85.

44 G. W. Boericke / R. B. Smith, Modern Aspects of Homoeopathic Research, *Journal of the American Institute of Homoeopathy,* 56 (1963), S. 263 – 280; 61 (1968), S. 197 – 212.

45 Theodor Schwenk, *Grundlagen der Potenzforschung,* Stuttgart [3]1974.

46 Wilhelm Pelikan und Georg Unger, *Die Wirkung potenzierter Substanzen,* Dornach 1965.

47 A. M. Scofield, Experimental research in homoeopathy ..., a.a.O. (Anm. 8).

48 A. Selawry, Nachweis von Gold-, Silber- und Blei-Potenzwirkungen im Kristalltest, in: Viktor Itschner (Hrsg.), *Potenzierte Heilmittel,* Stuttgart 1971.

49 A a.O. (s. Anm. 8).

50 Jacques Benveniste et al., Human basophil degranulation triggered by very dilute antiserum against IgE, *Nature,* 333 (1988), S. 816 – 818.

51 John Maddox, James Randi, Walter W. Stewart, «High dilution»-experiments a delusion, *Nature,* 334 (1988), S. 287 – 290.

52 Jacques Benveniste, Dr. Jacques Benveniste replies (Column: News and Views), *Nature,* 334 (1988), S. 291.

53 Jacques Benveniste et al., L'agitation de solutions diluées n'induit pas d'activité biologique spécifique, *Comptes rendus de l'Académie des Sciences* (1991, Fév.).

Die Bemerkungen von Hugo S. Verbrugh «Zur Affäre Benveniste», *Der Merkurstab,* 46 (1/1993), S. 94 – 97, stellen die Schlüsse, die Friedwart Husemann (siehe Zusatz zu Anm. 8) und auch wir aus der Benveniste-Arbeit ziehen, in Frage, weil Benveniste angeblich nur von hohen Verdünnungen («haute dilutions») und nicht von Potenzen gesprochen habe. Wenn dies von Benveniste wirklich so gemeint gewesen wäre, würde dies allen bisherigen Publikationen widersprechen, die er, wie z.B. die *Nature*-Veröffentlichung, mit autorisiert hat. Vgl. die Replik von

Friedwart Husemann zu diesen Bemerkungen Verbrughs in derselben Nummer des *Merkurstabes,* S. 97 – 98.

54 An dieser Stelle sei auf die fundamentalen erkenntnistheoretischen Schriften Rudolf Steiners verwiesen, in denen solche Fragen erörtert werden. Im Anschluß an die Herausgabe von Goethes naturwissenschaftlichen Schriften im Rahmen der Kürschnerschen Nationalliteratur beschäftigte sich der junge Rudolf Steiner zunächst vorwiegend mit Erkenntnistheorie und entwickelte sie anhand von Goethes Forschungsmethode, um sie dann später unabhängig von Goethe darzustellen.
Vgl. Rudolf Steiner, *Grundlinien einer Erkenntnistheorie der Goetheschen Weltanschauung,* a.a.O. (Anm. 7) und
Rudolf Steiner, *Wahrheit und Wissenschaft,* a.a.O. (Anm. 7).

55 Rudolf Steiner kommt auf die Problematik der Atomistik an folgenden Stellen in seinem Gesamtwerk zu sprechen:
Rudolf Steiner, Einleitung zu Goethes Naturwissenschaftlichen Schriften, a.a.O. (Anm. 7), S. 302 – 329.
Rudolf Steiner, Einzig mögliche Kritik der atomistischen Begriffe, und ders., Die Atomistik und ihre Widerlegung; beide Aufsätze in: *Beiträge zur Rudolf Steiner Gesamtausgabe,* Heft 63, Dornach 1978.

56 Rudolf Steiner, *Theosophie. Einführung in übersinnliche Welterkenntnis und Menschenbestimmung* (1904), (GA 9) Dornach [31]1987, S. 34 – 39.

57 Rudolf Steiner, *Die Stufen der höheren Erkenntnis* (1905 – 1908), (GA 12) Dornach [6]1979, S. 35 – 49.

Nachweis der Abbildungen

Abb. 1: Aus Lili Kolisko, *Physiologischer und physikalischer Nachweis der Wirksamkeit kleinster Entitäten,* Stuttgart 1923, S. 18.

Abb. 2 – 9: *Physiologischer und physikalischer Nachweis kleinster Entitäten 1923 – 1959,* S. 12, 57, 59 – 61, 156, 250.

Abb. 10: Aus *Das Goetheanum* 47 / 1989, S. 411.

Abb. 11: Aus Theodor Schwenk, *Gundlagen der Potenzforschung,* Stuttgart 1972, S. 74.

Abb. 12 und 13: Aus Wilhelm Pelikan / Georg Unger, *Die Wirkung potenzierter Substanzen,* Dornach 1965, S. 8 und 10.

Abb. 14: Aus *Nature* 333 /1988, S. 817.

Anthroposophisch orientierte Medizin

Anthroposophische Medizin

*Ein Weg zum Patienten. Beiträge aus der Praxis,
hg. von Michaela Glöckler, Jürgen Schürholz und Martin Walker.
296 Seiten mit zahlreichen farbigen Abbildungen. 1993.*

Gesundheit und Krankheit

*Acht Vorträge von Rudolf Steiner. Ausgewählt und
hg. von Otto Wolff. 3. Auflage 1992, 192 Seiten.*

OTTO WOLFF

Anthroposophisch orientierte Medizin
und ihre Heilmittel

5., erweiterte Auflage 1990, 62 Seiten.

OTTO WOLFF

Heilmittel für typische Krankheiten

*Zu den von Rudolf Steiner methodisch neu konzipierten
Heilmitteln, 2. Auflage 1992, 48 Seiten.*

WALTER BÜHLER

Der Leib als Instrument der Seele
in Gesundheit und Krankheit.
Sozialhygienische Schriftenreihe 1, 11. Aufl. 1990, 87 Seiten.

Verlag Freies Geistesleben

*Das Standardwerk der
anthroposophisch orientierten Medizin*

Friedrich Husemann / Otto Wolff

Das Bild des Menschen als Grundlage der Heilkunst

Entwurf einer geisteswissenschaftlich orientierten Medizin

Band I:
Zur Anatomie und Physiologie
10. Auflage 1991, 268 Seiten, Leinen.

Band II:
Zur allgemeinen Pathologie und Therapie
5. Auflage 1991, 460 Seiten, Leinen.

Band III:
Zur speziellen Pathologie und Therapie
4. Auflage 1993, ca. 630 Seiten, Leinen.

«Man spürt auf jeder der 800 Seiten des Buches, daß hier aus Erfahrungsfülle geschrieben wurde, was sich auch aus detaillierten Therapieangaben ergibt. Das Wesentliche des Buches darf aber nicht in den Rezepten allein gesehen werden, sondern darin, daß es ein weiterer Beweis für die Fruchtbarkeit einer geistgemäßen Betrachtung der Welt und des Menschenwesens ist.»

Frankfurter Allgemeine Zeitung

Verlag Freies Geistesleben

Praxis Anthroposophie

Verlag Freies Geistesleben